心療内科に行く前に食事を変えなさい

疲れた心に効く食べ物・食べ方

心療内科医・医学博士
姫野友美

青春出版社

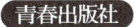

プロローグ 心療内科医の私がなぜ、この方法をすすめるのか

●薬でもカウンセリングでも治らない…

　私はほんの数年前まで、普通の心療内科医として、日本で行われているまったくスタンダードな心療内科の診療をしていました。

　薬を用い、精神療法を行い、行動療法を行い、カウンセリングを行い、時にはメディアに出ることもあり、テレビで心と体の密接な関係を話し、新聞のコラムでは「心と体に変調をきたしたら、とりあえず心療内科へ行こう」と書いてきました。

　その私が、なぜ今、「心療内科へ行く前に食事を変えなさい」と言い出したのか。その背景には多かれ少なかれ、心療内科医が突き当たる苦悩と葛藤があったからです。

これまでスタンダードな治療を行い、多くの心身症や、うつ病の患者さんを救ってきたつもりです。心療内科は精神科とは違い、身体症状も治療対象にしますから、愁訴《しゅうそ》（つらい症状の訴え）の原因となる内科的疾患も詳しく検査し、精神症状と同時に治療してきました。さらにスタンダードではない治療も駆使して、ほかの診療科で見放された患者さんもなんとか治してきたつもりです。

しかし、それでも治らない患者さんはいます。薬が効かないばかりか、薬を投与すればするほど悪化していく患者さんもいます。副作用のために薬を飲めない患者さんもいます。しかも、なぜよくならないのか、なぜ薬が効かないのか、その理由を説明することができないのです。

さらに、「焦らず、休みながら、自分に合ったペースで生活しましょう」と指導しても、自分のペースに合わせてくれる学校も職場もありません。環境は自分の意思とは関係なく変わり、世の中はどんどん動いていくのです。「ストレスを避けましょう」と言っても、ストレスのない生活などありません。ストレスは向こうからやってくるのです。

いつしか「自分はただ人を怠《なま》け者にしているだけではないのか」と自分自身の治療に疑

問を持ち始めたのです。

これまでの治療で治らない患者を治す方法はないのだろうか？ ストレスがあっても、それを避けるのではなく、それに打ち勝つ心と体をつくる方法はないのだろうか？

私は毎週のように休日を潰してあちらこちらの医師向けのセミナーに片っ端《かたっぱし》から参加し、その方法を探しました。

●栄養療法との劇的な出会い

そしてついに２００５年1月23日、衝撃の日が来たのです。

朝から雪のちらつく寒い日でした。息を切らせながら会場に入って、もらったテキストの題名は「必要栄養素を血液検査データから選ぶ医療機関ならではの栄養療法」というものでした。

「不定愁訴の原因のほとんどは鉄欠乏である」。エッ!? 「寝起きが悪い、疲れやすい、風邪をひきやすい、頭痛、動悸《どうき》、息切れ、髪が抜けやすい」といった症状は鉄を投与すれば改善する？ そんな簡単なことだったの？ しかも鉄剤じゃなくてヘム鉄？ しかも血液データから読み込める？

次々と繰り広げられる講義は、科学的で理路整然、シンプルかつ明快、そして何よりもすぐに臨床で役に立つ知識ばかり。私は目の前にまったく新しい世界が広がっていくのが見えました。胸の高鳴りを抑えることができず、講師である新宿溝口クリニックの溝口徹先生と栄養カウンセラーの定《じょう》真理子さんを会場の外まで追いかけていって質問攻めにしたのです。

これが私の分子整合栄養医学との出会いでした。

その年の7月、定さんのお誘いで、その道の権威、マイケル・レッサー博士の講演を聞きました。そして、そのとき、私の永遠の師である分子整合栄養医学協会の金子雅俊先生とお会いしたのです。

その後、私はこの学問にのめり込んでいきました。

「人間の体はすべて食べ物から取り込まれた栄養素から成り立っており、体内分子（栄養素）を本来あるべき正常な状態に整えることによって、自らの自然治癒力を高め、病気の進行を防ぎ、症状を改善し、さらには病気の予防もする」

これが分子整合栄養医学に基づいた栄養療法です。

●ココロとカラダに物理的な変化が起こった!

私はさっそく自分でヘム鉄を飲んでみました。すると、どうでしょう。寝起きが悪く、起きてもソファに座ったきり、立ち上がっても意味不明の行動をしていた私が、1カ月後にはサッと起き上がれ、しかも意味ある行動をしているではありませんか。

よし、すぐ患者さんに試してみよう。患者さんの食事を徹底的に見直し、必要なサプリメントの指導を行い、栄養の大切さを説明しました。それでなくても心療内科の診察時間は通常の診療科より長いのに、ますます長くなってしまいましたが、そんなことはおかまいなしです。

そのうち、患者さんに変化が表れました。まず、身体愁訴が消えました。なかでも「頭痛」と「寝起きの悪さ」はすぐにとれました。これまで「寝起きが悪い」という愁訴を改善する方法などなかったのです。どんなに早く寝て、睡眠を十分にとっても、寝起きの悪い人は悪いのです。睡眠専門のドクターに紹介しても、

「僕は眠らせるほうの専門で、覚醒《かくせい》に関しては専門じゃないから」と、よくわからない回答しか得られませんでした。

「寝起きがよくなる」というたった一つの改善だけでも人生は変わります。主婦は朝起き

て、子どものお弁当をつくることができ、家族に朝食をつくってあげることもできます。OLなら遅刻せずに会社に行くことができ、ビジネスマンなら午前中の仕事がはかどります。

「寝起きが悪い」ということだけで自分の役割が果たせず、自責的になっていた人たちが、自分に自信を持てるようになるのです。それも努力せずして、ただ鉄をとるだけでそうなれるのです。なんと簡単なのでしょう。

あるうつ病の患者さんは、私にこう言いました。

「私は今まで薬も飲み、認知療法も行い、夫婦でカウンセリングも受けました。どれも努力して一生懸命治そうとしました。でも、いつも無理に治そうという感じがしていました。しかし、栄養療法を始めたら、いつのまにか体の中が物理的に変わった感じがします。無理せずに体が動き、頭が働き、新しいことにチャレンジしようと思えるのです。なんと今、発明に凝っているのです」

栄養療法を行うと、身体だけでなく、脳の中も変わってきます。自然と認知が変わり、発言が前向きになってきます。薬の効き方がよくなり、精神療法も効果的になります。脳も含めた身体的治療により、精神症状も改善する。これこそが心療内科の仕事です。

そして、うれしいことに、栄養療法を行うと見違えるほど綺麗になります。女性が綺麗になるのは当たり前ですが、男性も綺麗になるのです。男性もこんなに綺麗になるのだと、私は初めて知りました。

しかも、その綺麗は「目」に最も表れます。輝く宝石のような力のある「目」になるのです。

もうおわかりでしょう。心と体に変調をきたして心療内科に行く前に、この本をよく読んで食事を変えてみてください。それでも治らなかったら心療内科へ来てください。あるいは早く治したいから、もっと詳しく知りたいという方も、来てください。

自分はどこも悪くないから大丈夫、と思っている方もこの本を読んでください。10年後、今と同じように元気でいられるという保証はどこにもありません。食事を変えれば、10年後にその差がわかります。

みなさんが病気をせずに、より人生を楽しく豊かなものにするために、私にできることがあれば、持てる知識を総動員して何でも手助けします。

さぁ、それではこの素晴らしい栄養療法の実際をご紹介しましょう!!

第2章 あなたに足りない「脳の栄養素」をチェックしてみよう

第3章

家庭で実践できる〈タイプ別〉食べ物、食べ方

「そのほかの栄養」の食べ方のコツ　107

第4章 疲れた心とからだにいいこと、驚きの新常識 141

第5章 食事が変われば「新しい自分」に生まれ変わる

カバー写真　(c)Laurence Mouton/PhotoAlto/amanaimages
本文デザイン・DTP　ハッシイ
レシピ・栄養指導協力　大柳珠美
編集協力　佐藤未知子

第1章

その心の不調は「脳のエネルギー不足」です

心の問題は「脳」の中で起きている！

「わけもなく不安になる」「ささいなことでイライラしてしまう」「人の話が頭に入ってこない」「忘れっぽくなった」「何もやる気がしない」「集中力が落ちた」「同じ間違いを何度もする」「なんか気分が重い」……。

みなさんには、そんな経験はありませんか。

こんなとき、世間一般ではよく、

「ストレスがたまっているのよ。ちょっと休んだら？」

「リラックスして気持ちを切り替えよう」

「悩みがあるなら、話してみたらスッキリするよ」

などと言います。

「心の問題は心でなおす」と思うわけです。たしかに、疲れた心を休ませたり、リラックスさせることは大切ですが、残念ながら、それだけでは根本的にはよくなりません。なぜなら、**心の元気の素は「脳」にあるからです。**

私たちの気分や心の反応は、すべて脳の働きによるものです。

脳の中では何種類もの神経伝達物質（脳内ホルモンとも呼ばれています）が信号となってやりとりされています。リレーのバトンのように、たえず信号が行き来することで、心の動きとなって感じているのです。

たとえば「楽しい」と感じるとき、脳の中では何が起きているのでしょう。

「楽しい」ときは「快感ホルモン」のドーパミンという神経伝達物質が出ています。幸せ気分のときは「ハッピーホルモン」のセロトニン、仕事に熱中しているときは「緊張ホルモン」のノルアドレナリンが出ています。

ところが、心の元気の素であるこれら**神経伝達物質は、日々のストレスによって消費されてしまいます。**

強いストレスにさらされると、大量のノルアドレナリンが出て不快な気分になります。そして、ノルアドレナリンを和らげようと、セロトニンが大量に消費されます。

通常なら、脳内で使った分だけ産生されるのですが、原料が足りないとセロトニンの産生が間に合わなくなります。すると、どうなるでしょう。

次の表で挙げたように、精神を安定させる作用のあるセロトニンが不足すると、気分が落ち込んだり、不安が強くなったりします。

心のバランスを考えると、アウトプット（ストレスの量）よりインプット（神経伝達物質の量）が少ない状態。つまり、ストレスを乗り越えるためのエネルギーが不足した、マイナスバランスになっているわけです。

そうすると、冒頭で挙げたような「心の不調」が表れてきます。

心がマイナスバランスにどんどん傾いていくと、うつ病やパニック障害、強迫神経症などの心の病に発展していく危険性もあるのです。

ストレスにさらされることによって、脳内の神経伝達物質が枯渇《こかつ》していく状態を車にたとえてみると、**バッテリーが切れ、脳がエネルギーダウンした状態です。**

ここで注意したいのは、この**バッテリーは休むだけでは充電しない**ということです。

先ほども述べましたが、私たちは心に不調を感じると、「休んだら元気になる」「リラックスしてストレス解消すればいい」と考えがちです。うつ病になったら、まず休めと推奨されます。休むととりあえずストレスは回避され、少しバッテリーが充電されます。

人の心の動きに影響する主な脳内物質

物質名	作用	心の状態
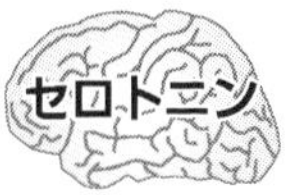 セロトニン	感情を安定させる脳内物質。別名「ハッピーホルモン」。不足すると、落ち込みやうつ、イライラなどを招きやすい。	幸福感、安心感、充足感、ほのぼの気分。
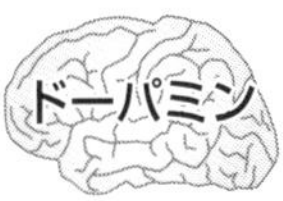 ドーパミン	快感や欲求に関わり、人間の行動をリードする脳内物質。「快感ホルモン」、「期待感ホルモン」などとも呼ばれる。	わくわくする。やる気がみなぎる。スカッと快感。愉快な気分。好奇心、達成感、集中力。
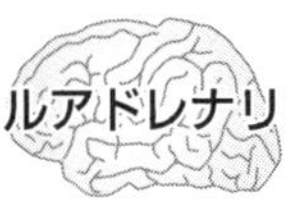 ノルアドレナリン	脳の覚醒水準をアップする脳内物質。別名「緊張ホルモン」。不安や怒り、緊張などにも深く関係している。	シャキッとする。覚醒する。闘争心、衝動性。緊張する。
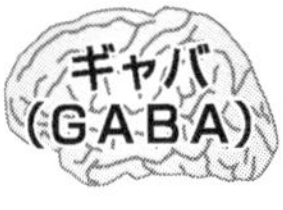 ギャバ（GABA）	ニューロン（脳神経細胞）の興奮を鎮静する働きを持つ脳内物質。	落ち着く。リラックス。我慢。なんとかなるだろう気分。

しかし、再びストレス環境に戻れば、またすぐにバッテリーは切れます。それは先ほどご紹介した「心のバランスシート」でいうアウトプットを減らしただけだからです。うつ病で休職した人が復職した場合、再発率は50％という数字が出ています。２回休職した人の再発率は75％、３回休職だと90％です。

つまり、「心のバランスシート」がプラスに転じても、復職したらアウトプットが増えて、すぐマイナスバランスになってしまうからです。これではいつまでたってもシーソーゲームで、最後にシーソーはマイナスに傾いたまま戻らなくなるのです。

心がマイナスバランスにならないためには、アウトプット（ストレス）を減らすだけではなく、インプット（脳の神経伝達物質＝バッテリー）を増やさなければなりません。

アウトプットが増えても、それ以上にインプットを増やせばバランスシートは常にプラスバランスです。そうすれば、ストレスで神経伝達物質を消費しても、安定した心のバランスが保てるのです。

しかし、うつ病になったら薬を飲めばいいのではないかと思われる人はたくさんいるでしょう。たしかに抗うつ薬を服用すると一時的にはよくなります。それは一時的に脳内神経伝達物質が増えるからです。

では、なぜ再発するのでしょうか。

抗うつ薬というのは、基本的に脳内物質のリサイクルだからです。リサイクルには限界があります。できれば、フレッシュなものでバッテリーを充電したほうがずっと長持ちするのです。

「脳の栄養」が足りないから、「バッテリー切れ」になる

では、バッテリーを充電するために必要な「原料」とは何でしょう?

それはタンパク質やビタミン、ミネラルといった栄養素です。

私たちの体は、髪も爪も血液も臓器も骨も、すべて口から食べたものからつくられていますが、それは脳も同じこと。原料が入ってこなければ神経伝達物質をつくることができないので、足りなくなってしまいます。

心の病気までいかなくても、なぜか元気が出ない、何をやっても気分が晴れないといった症状は、脳内の神経伝達物質が足りなくなってきているというサインです。

脳のバッテリー残量を示すカラータイマーが、チカチカと点滅を始めているのです。

脳に必要な栄養素をチャージしなければ、いつバッテリーが切れて、動けなくなっても不思議ではありません。

「その症状は脳の栄養不足が原因です」

こういうと、飽食の時代になぜ？　と疑問に思われるかもしれません。

ところが、心療内科に来る患者さんの血液検査を行って、その人の栄養状態を調べてみると、99％は「栄養不足」に陥っていることがわかったのです。

とくに**脳の栄養で重要なのは、アミノ酸（タンパク質）です。**

脳の唯一のエネルギー源は糖分（ブドウ糖）だと思い込み、疲れると甘い物を口に入れる人がいますが、実は大間違い（70ページ参照）。

たしかに、脳がエネルギーとして燃やすのはブドウ糖ですが、脳は基本的にタンパク質と脂質でできており、神経伝達物質もタンパク質（プロテイン）が分解されてできるアミノ酸から合成されます。合成過程で必要なのが、酵素、補酵素、補因子です。酵素はアミノ酸、補酵素はビタミン、補因子はミネラルです（左図参照）。

脳のエネルギー（神経伝達物質）は
タンパク質でできている

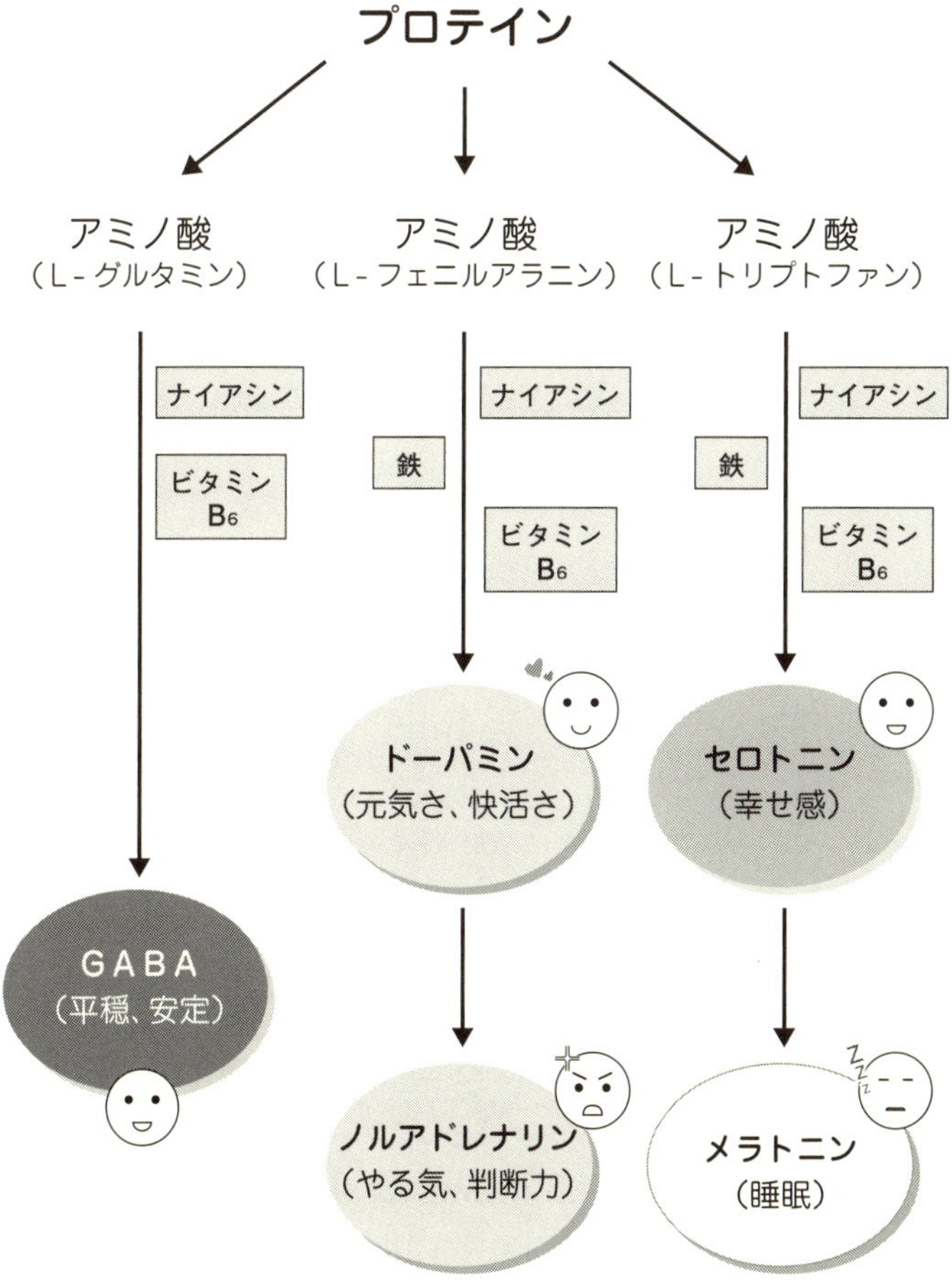

意外に思われるかもしれませんが、このアミノ酸と、神経伝達物質を合成するうえで必要なビタミン、ミネラル類（鉄を含む）が、現代の食生活の中で不足しがちになっています。食事をゆっくりとる間もないほど忙しいため、つい昼はおにぎりやうどん、菓子パンだけですませていませんか。

「肉は太るから」と敬遠していませんか。今や小中学生でもダイエットをするといいますが、肉を食べない間違ったダイエットは身体のタンパク質不足（筋肉や内臓への悪影響）だけでなく、「脳のタンパク質不足（精神への悪影響）」をも引き起こします。

さらに、後ほどまたふれますが、健康のためにと、いくら野菜をせっせと食べても、近年の野菜は、昔に比べてかなり栄養価が減ってきています。

たとえば、ほうれん草に含まれるビタミンやミネラルは20年前に比べて約半分。にんじんに含まれるビタミンAは3分の1。ほかの多くの野菜も、栄養分よりも見た目や味、香りなどを優先して品種改良した結果、とくにビタミン、ミネラルの量が少なくなってきています。

ストレスによって心の元気の素である脳の神経伝達物質がどんどん消費され、足りなくなっても、原料不足（脳の栄養不足）のために神経伝達物質がつくれない……。

これが現代人が「バッテリー切れ」を起こして、心の不調を訴える人が増えている理由なのです。

糖をとっているのに「脳のブドウ糖が不足する」不思議

車は、バッテリーを充電するだけでなく、ガソリンを入れなくては走れません。

私たちの脳のバッテリーを「アミノ酸」とすると、ガソリンに当たるのは「ブドウ糖」です。

このガソリン（ブドウ糖）を入れているにもかかわらず、脳では「ガス欠」を起こしているという不思議な現象が今、起きているのです。

頭がボーッとしてだるい、会議ですぐ眠くなる、集中力が続かなくてイライラする……こんな症状は、脳に糖が足りなくなってエネルギーが産生されていない状態。これが「低血糖症」です。

衝撃的なデータを一つご紹介しましょう。

心療内科に精神症状を訴えて訪れた300人中、なんと296人が糖負荷試験《とうふか》の結果、「低血糖症」だったのです。これは75gのブドウ糖を患者さんに飲んでもらって30分ごとに5時間まで血糖値とインスリンの測定を行う血液検査です。

食事を調べてみると、糖質（炭水化物）をとっていないわけではありません。それどころか、ごはんやパン、お菓子、お酒など、糖質（炭水化物）に偏った食生活でした。せっせと糖質をとっているにもかかわらず、脳では利用されず、「脳のブドウ糖不足」になっている……いったい、これはどういうことでしょうか。

健康な人の脳は、エネルギー源であるブドウ糖を安定して供給しています。

この「安定して」というのがポイントで、血液中のブドウ糖濃度である「血糖値」は、上がると膵臓《すいぞう》からインスリンが分泌されて下げようとし、逆に下がると血糖値を上げようとする様々なホルモンが働いて、一定に保とうとしています。

たとえば、ランチにごはんやスイーツなど糖質を多くとると、血糖値は急激にグンと上がります。

そうなると、膵臓は急いで血糖値を下げようとして、大量にインスリンを分泌します。すると血糖値は急降下。脳に糖分が行かなくなり、急激な眠気や集中力の低下、だるさなどを感じることになります。

血糖値が下がると、脳へのブドウ糖の供給が足りないわけですから、脳は「緊急事態」と判断して、血糖値を上げる働きのある脳内伝達物質・アドレナリン及びノルアドレナリンを分泌します。

アドレナリンが分泌するとイライラしたり怒りっぽくなったりします。ノルアドレナリンが分泌すると不安感や抑うつ感が起きます。

それを解消しようと甘い物が欲しくなりますが、これは麻薬《まやく》のようなもの。詳しくは第4章で述べますが、甘い物をとると、一瞬セロトニンが増えるため幸せな気分になれますが、すぐ消費されるので持続性がありません。またインスリンが分泌されて低血糖になり、イライラして……を繰り返してしまいます。

このように、**糖質（炭水化物）は、一見「脳の栄養源」に見えて、実はかえって脳を疲れさせるのです。**

33ページのグラフを見てください。糖負荷試験で低血糖症の人と血糖値が正常な人を比較したものです。

通常、糖をとったあと、血糖値が少し上がってもゆるやかに元に戻るのに比べ、低血糖症の場合、血糖値がジェットコースターのようにアップダウンしていることがわかります。すなわち、糖質（炭水化物）に偏った食生活で、脳へのブドウ糖供給が「不安定」になると、糖をとっているのに利用されていない、**いくらガソリンを入れても頭が働かない**という不思議な現象が起こるのです。

なお、「健康診断での血糖は正常値だったから大丈夫」と思っている人も安心できません。それは「空腹時血糖」といって、食事を抜いた状態で測った数値です。空腹時血糖が正常だったために、低血糖症（糖の代謝異常）に気づかない人が多いのです。

しかも、たとえお酒や甘い物に気をつけて食べていたとしても、**現代人は知らず知らずのうちに多くの糖質をとっています**。ためしに、市販の食品のパッケージに印刷されている「成分表示」を見てみてください。

ごはんやスイーツだけでなく、調味料や練り製品、スナックなど、何にでも糖分が含まれていることがわかります。入れるとおいしくなる甘辛い味付けのたれやソースにも、た

低血糖症ってなに？

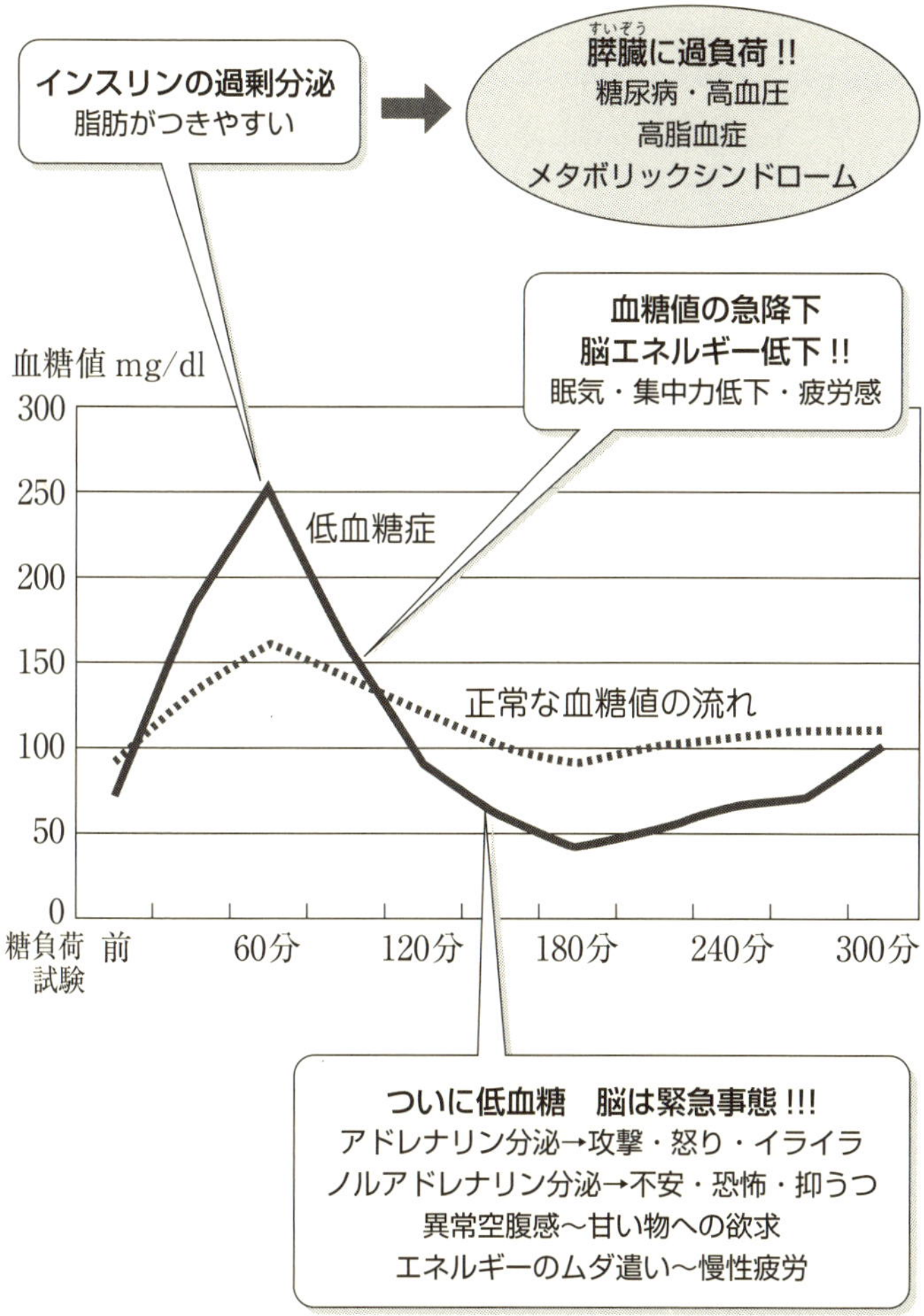

インスリンの過剰分泌
脂肪がつきやすい
膵臓《すいぞう》に過負荷!!
糖尿病・高血圧
高脂血症
メタボリックシンドローム
血糖値の急降下
脳エネルギー低下!!
眠気・集中力低下・疲労感
血糖値 mg/dl
300
250
200
150
100
50
0
低血糖症
正常な血糖値の流れ
糖負荷試験
前
60分
120分
180分
240分
300分
ついに低血糖　脳は緊急事態!!!
アドレナリン分泌→攻撃・怒り・イライラ
ノルアドレナリン分泌→不安・恐怖・抑うつ
異常空腹感～甘い物への欲求
エネルギーのムダ遣い～慢性疲労

くさん糖分が入っているのです。

食べ方を変えただけで、心の症状が消えた実証例

では、実際に「脳への栄養補給」で心の症状が改善していったパニック障害の実証例をご紹介しましょう。

パニック障害とは、明らかな理由がないのに、ある日突然、動悸やふるえ、激しいめまい、息苦しさ、冷や汗の出る発作（パニック発作）が起きて、このまま死ぬのではないかという強い恐怖感に襲われる心の病気です。

基本的にパニック発作は、ノルアドレナリンなどの緊張系の脳内ホルモンの過剰分泌によって引き起こされる自律神経発作であることが知られており、その背景にはリラックスホルモンのセロトニンの制御不全が存在しています。

しかし、「明らかな理由がないのに」発作が起きることなどあるのでしょうか？　それは科学とは言えません。

実は、パニック発作の症状というのは、低血糖症の症状とよく似ているのです。ひょっとしたら低血糖になったとき、ノルアドレナリンが分泌されるのではないか？　そう考えた私は、パニック障害の患者さんに片っ端から糖負荷試験をやってみました。するとどうでしょう。これまでの治療で改善しなかった患者さん20例中、なんと19例が低血糖症でした（これは第47回日本心身医学会総会で発表しました）。

そして、この中から2例の患者さんに糖質制限食を実践してもらい、見事パニック発作が消失し、しかも当初あった高脂血症も糖尿病も改善したのです（こちらは第50回日本心身医学会総会で発表しました）。

症例1

薬なしでパニック障害と糖尿病まで治った

（中村明彦さん〔仮名〕・41歳・カメラマンの場合）

中村さんは、仕事中に突然胸が苦しくなり、冷や汗がふき出してくる症状に悩んでいました。ときどき作業中に急に意識が飛ぶこともありましたが、カメラマンという仕事柄、不規則な生活のせいで疲れているのだろう、ちゃんと寝ていないせいだろうと思っていました。

ところが次第に症状が強くなっていき、2年ほど別のクリニックで治療を受けていましたが、薬物療法では一向によくなる兆しはなく、うつ病を疑って私のクリニックを受診されました。

症状から低血糖症を疑った私は、中村さんの糖負荷試験を行いました。その結果は、明らかに低血糖症でした（グラフ参照）。空腹時で140㎎／dℓある血糖値（すでにこの数値で糖尿病であることも判明）は、200㎎／dℓまで急激に高まり、1時間半を経過したあたりでガクンと99㎎／dℓまで下がっています。

このときが中村さんの魔のタイミング。下がった血糖値を上げようとノルアドレナリンが分泌されたために、胸の息苦しさや冷や汗、ふるえ、意識が飛ぶといったパニック発作と同じ症状が出現していたのです。私はこれを「ジェットコースタータイプ」と名付けました。

血糖調節異常が起きる原因を探るべく、私は食事内容を記録してもらうことにしました。それを見て、私は「ええ‼」と声を上げて驚いてしまいました。

朝食にごはん（白米）600gとは、飯茶碗約4杯分に相当します。しかも白米は、穀

症例1　中村さん（41歳・男性）の血糖値の変化

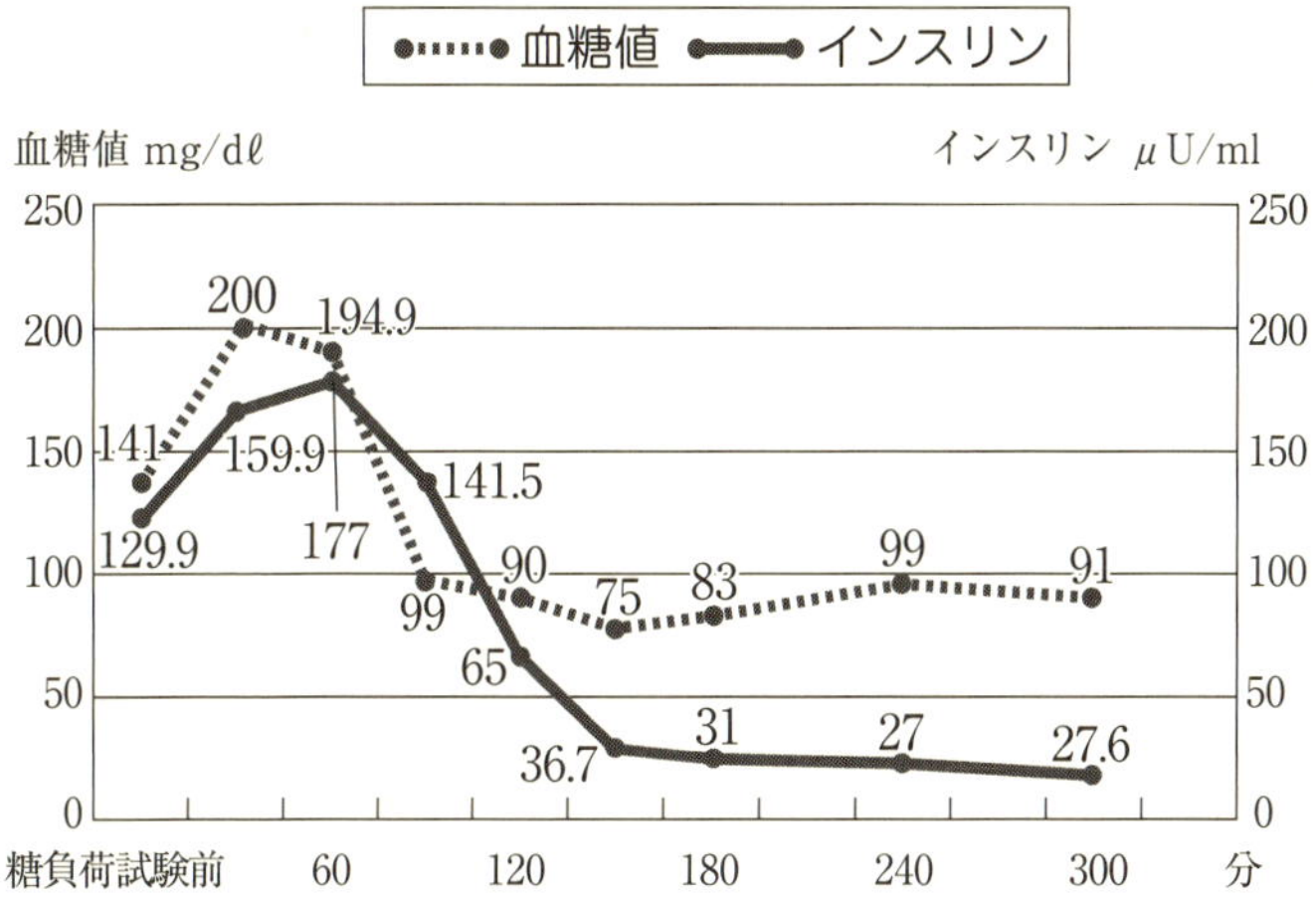

類の中でも体内に吸収されやすい糖質です。つまり、知らずに血糖値を急激に上げるものを大量に食べていたことになります。

そのほかにも昼食にチーズバーガー8個、遅めの夕食にラーメン2食と、高カロリーなうえに糖質に偏ったメニューばかり食べていることが判明しました。

これは男性に多い傾向で、「ランチの定食はごはん大盛り」「飲んだあとは締めのラーメン」など、知らず知らずに糖質をたくさんとって、血糖調節異常を起こしやすくしているのです。

それが39ページの表です。しかも中村さんの場合、食事と一緒に清涼飲料水（コーラ）を毎回飲む、菓子パンやスナック菓子を食べるなど、たやすく血糖値を上げる間食もとっていました。

さっそく中村さんには、次のような、血糖値を上げない食事に変える指導（栄養療法）を行いました。

・白米ではなく、血糖値の上昇をゆるやかにする玄米を食べて摂取量を減らす。
・糖質の吸収を抑える食物繊維をとるために、野菜（キャベツの千切り）を食前に食べる。
・食事バランスにおいて糖質を減らして、セロトニンの原料であるタンパク質をたくさんとる。
・間食と清涼飲料水をやめる。

この食生活に改善してから半年後、中村さんの血糖値は急激に下がらなくなりました。ノルアドレナリンが過剰分泌されないので、冷や汗や意識を失うなどの発作も消えました。

中村さんの場合、初期の糖尿病の症状があったので、糖の吸収をゆるやかにする糖尿病の治療薬を処方しましたが、パニック障害で使われる抗不安薬や抗うつ薬（ＳＳＲＩ）は一切使っていません。

症例1　中村さん（41歳・男性）の食事メニュー

（食事療法前）　　■糖質の多いもの　■糖質が含まれるもの

曜日	朝/時間(5:00)	昼/時間(12:00)	夜/時間(22:00)	間食	時間	備考
月	ごはん（白米） 600g程度 レトルトカレー440g （合計600kcal） コーラ 600〜800ml チーズ（雪印 6Pチーズ3個）	チーズバーガー6個 （合計2400kcal） コーラ 500ml	ラーメン2食 （合計800kcal） ごはん（白米） 600g程度 コーラ 600〜800ml	菓子パン2個 菓子パン2個 チョコレート 袋入り1袋 コーラ 600〜800ml	7:30 18:30 22:30 22:30	この日は 勤務日
火	インスタント焼きそば （130g×3食 =2400kca） コーラ 600〜800ml	ごはん（白米） 600g程度 コロッケ（3個） お茶	ごはん（白米） 600g程度 トンカツ1枚 コーラ 600〜800ml チーズ（3切れ）	スナック菓子1袋 チョコレート コーラ	夕食 夕食後	この日は 休日
水	ごはん（白米） 600g程度 コロッケ（3個） お茶	ごはん（白米） 600g〜700g程度 鶏のからあげ 300g程度 お茶	ごはん（白米） 600g程度 焼き肉250g程度 お茶	菓子パン2個 菓子パン2個 スナック菓子 コーラ 600〜800ml	9:30 18:30 22:30 22:30	この日は 勤務日

（食事療法中）

曜日	朝/時間(5:00)	昼/時間(12:00)	夜/時間(22:00)	間食	時間	備考
月	ごはん（玄米） 400g程度 キャベツ （千切り1/4コ） 焼き魚（さば半身） 味付けのり(5〜10枚)	ごはん（玄米） 400g程度 焼き魚（さば半身） キャベツ （千切り1/4コ） ツナ （ノンオイル缶）	ごはん（玄米） 200g程度 キャベツ （千切り1/2コ） トマト（1個） ツナ （ノンオイル缶1/2缶） 味付けのり(5〜10枚)	なし		
火	ごはん（玄米） 400g程度 焼き魚 （ししゃも10〜12尾） トマト（1個） キュウリ2本 味付けのり(5〜10枚)	ごはん（玄米） 400g程度 焼き魚 （ししゃも10〜12尾） キュウリ2本 味付けのり(5〜10枚)	ごはん（玄米） 400g程度 餃子12個 キャベツ （千切り1/4コ） 豆腐200g	なし		
水	ごはん（玄米） 400g程度 鮭のほぐし身 味付けのり(5〜10枚) キュウリ みそ汁	ごはん（玄米） 400g程度 焼き魚（鮭2切れ） キャベツ （千切り1/2コ）	ごはん（玄米）200g程度 キャベツ（千切り1/2コ） ツナ （ノンオイル缶1/2缶） 味付けのり(5〜10枚) 鮭のほぐし身 （50g程度） 豆腐200g	なし		

しかも体重は半年で9kg減り、2回目以降の糖負荷試験では糖尿症状は一つも見られていません。結果的に98kgあった体重は2年後に73kgまで落ちました。

薬を飲まなくても、食を変えて脳に必要な栄養を補給することで病気を治すことができたのが、何よりもうれしい結果となりました。

症例2 うつ・不安感が消えるとともに、やせてキレイになった

（高橋由貴子さん〔仮名〕・45歳・保育士の場合）

保育園で働く高橋さんは、0歳児の担当でした。しかし昼食後のお昼寝の時間になると、猛烈な眠気に襲われることに不安を感じていました。

眠いなと意識する間もなく、まるで穴に吸い込まれるようにフッと寝てしまうそうです。同僚から「また居眠りしていたでしょう」と注意されることもしばしば。子どもを抱いているときに意識が遠くなり、子どもにケガでもさせたら大変！と焦りを感じて、0歳児の担当からはずしてもらいました。

けれども高橋さんの不調はそれだけではありませんでした。冷や汗、動悸、急に息苦し

症例2　高橋さん（45歳・女性）の血糖値の変化

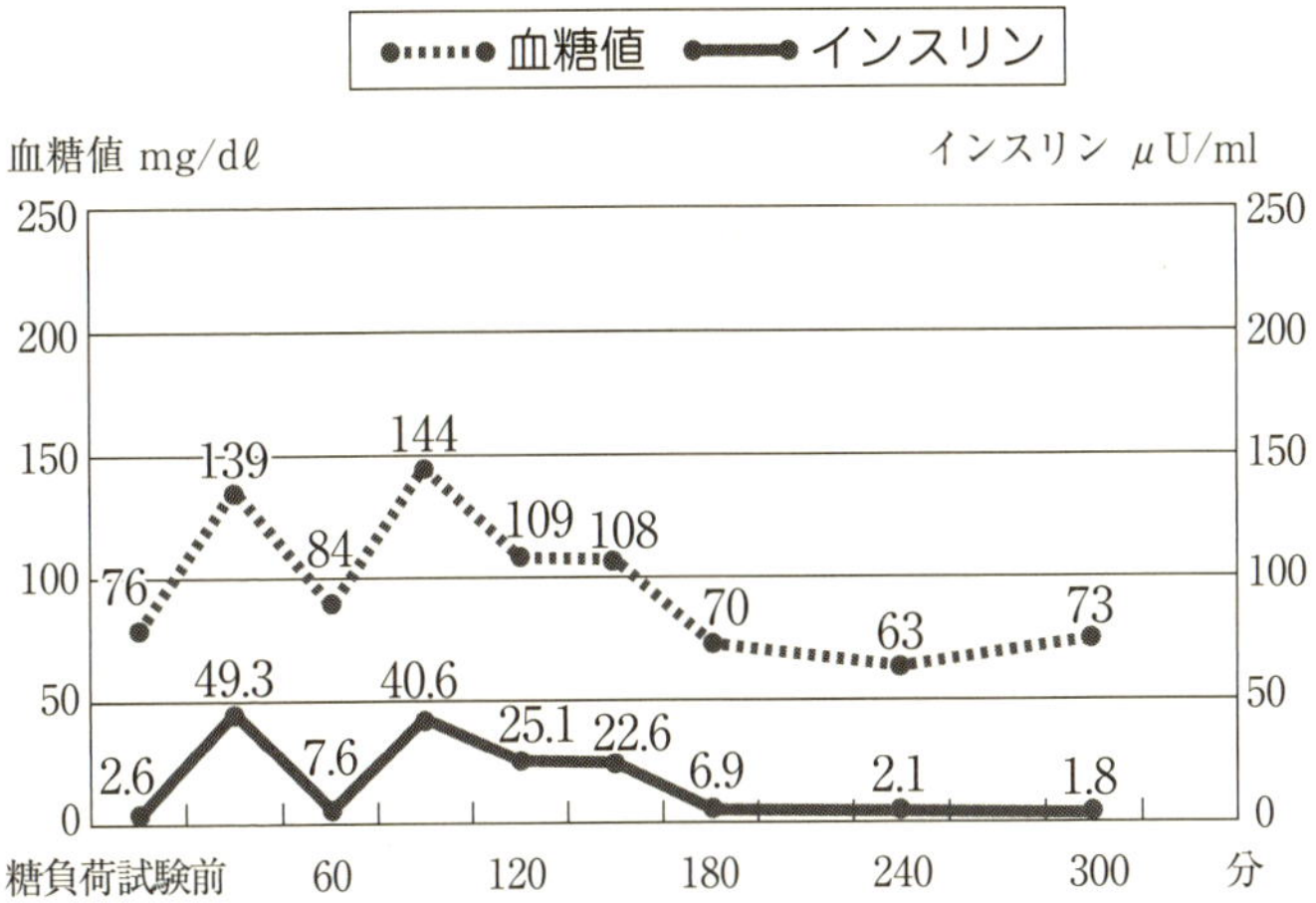

くなることも多く、それがまた不安の種になっていたのです。

もしかして心臓の病気かもしれないと考え、あるクリニックを受診したところ、パニック障害と診断されました。

しかしなかなか改善しないまま、ついにうつ病を発症。休職せざるを得ない状況になり、別の治療を試すことを決意し、私のクリニックを受診されました。

このとき高橋さんには、抗うつ薬と抗不安薬は各2種類、計4種類が前のクリニックで処方されており、1回に飲む量も多めでした。

改善が見られず、体調をコントロールするために多種類の薬を飲まないと生活ができない状態だったのです。

糖負荷試験の結果は予想通り、低血糖症でした。高橋さんの場合、ブドウ糖を摂取した2時間の間に2回血糖値のアップダウンがあり、それが急激な眠気や冷や汗、動悸を引き起こしていることが予測できます（41ページのグラフ参照）。

これを「ギザギザタイプ」と名付けました。血糖値が上がったり下がったりするたびに、心身が不安定になっていたのです。もちろん食事記録をつけてもらい、チェックしてみると、女性特有の傾向が見られました。

三度の食事ではごはんが白米という問題点以外は、汁物におかず2～3種類のバランスのよい献立のようです。

問題は間食が多いこと。仕事の合間に、糖分たっぷりの缶コーヒーやコーヒー牛乳、あんぱん、まんじゅう、せんべい、チョコレート……。2～3時間おきに何かをつまんでいたのです。そのためか160㎝の高橋さんの体重は59kg、体脂肪35%とやや肥満体型でした。

自分でもこんなに食べているとは気づいておらず、書いてみていちばん驚いたのは、高橋さん自身だったほどです。

この食生活を続けていれば、糖尿病のリスクもあったため、さっそく食事療法を開始し

症例2　高橋さん（45歳・女性）の食事メニュー

（食事療法前）　　糖質の多いもの　糖質が含まれるもの

曜日	朝	昼	夜	間食	時間	備考
月	ごはん1膳(かるく) 大根のみそ汁 ハムエッグ （ハム3枚、卵）	給食 あけぼのごはん （茶碗1膳） かじきの南蛮漬け 大根のきんぴら すまし汁（豆腐、 ほうれん草） 牛乳(コップ1杯)	ごはん2膳 トンカツ1枚 トマト（1/4） 千切りキャベツ （少量） 油揚げのみそ汁 バナナ	コーヒー（ブラック） せんべい（3枚） チョコレート （5個） おまんじゅう(2個) 缶コーヒー(ミルク) あんぱん（1個）	13:30 18:00	
火	ごはん1膳 白菜のみそ汁(2杯) 紅鮭（1切れ） 煮豆 生卵 缶コーヒー	給食 ごはん1膳 みそ汁（わかめ、 とうふ） 魚の薬味ソースかけ ごま酢和え 牛乳(コップ1杯)	ごはん2膳(ゆかり) いろどり煮 キュウリの即席漬け 牛乳（2杯） メロン（1/2）	コーヒー（2杯） ポテトチップ(少量) チョコレート2個 マドレーヌ 牛乳 缶コーヒー あんぱん（1個） コーヒー牛乳 おまんじゅう	13:20 15:30 18:30 21:00	
水	ごはん1膳 なめこみそ汁 生卵（1個） 玉子焼き(3切れ) コーヒー牛乳	給食 ニューバターロールパン 鮭のマヨネーズ焼き マッシュポテト 野菜スープ	ビビンバ すまし汁(わかめ、 長ねぎ) みかん	コーヒー（2杯） せんべい（3枚） 甘納豆 牛乳 フルーツサンド 缶コーヒー(1缶) あんドーナツ(1個) コーヒー牛乳 プチシュークリーム	13:30 15:35 18:20 19:30	

↓

（食事療法中）

曜日	朝/時間(6:50)	昼/時間(11:12)	夜/時間(7:20)	間食	時間	備考
月	ごはん1膳(かるく) しらす干し しゃけ ベーコンエッグ 梅干し みそ汁（わかめ、 豆腐）	お弁当(小さめ)1段 胚芽米（少なめ） 豚肉ともやしと ピーマンの炒め物 玉子焼き1切れ 梅干し 麦茶	トースト1枚 ポトフ(キャベツ,ウィンナー) スパゲティサラダ （ツナ、きゅうり） 冷やしトマト アボカド グレープフルーツ 牛乳	水コップ1杯 緑茶 ジャスミン茶 ダイエットビスケット チーズ ミルクティー(無糖) ココア	5:30 13:10 15:35 18:50 20:50	
火	ごはん1膳(かるく) 納豆 玉子焼き2切れ もやしのみそ汁 ごまこんぶ レバニラいため メロン 牛乳	お弁当(小さめ)1段 コロッケ（少々） 煮豆（少々） ごまこんぶ(少々) そぼろごはん（豚 挽、胚芽米）(少量) 麦茶	和風スパゲティ （しめじ、ほうれ ん草、ハム） もやしのみそ汁 アボカド	麦茶 カフェオレ 水 水 牛乳 せんべい（1枚） 牛乳	9:05 13:10 15:35 18:35 19:10 21:10	
水	ごはん1膳 納豆 ベーコンエッグ 玉子焼き しらす干し 白菜のみそ汁	お弁当(小さめ)1段 納豆入り玉子焼き （1切れ） 山菜 うなぎ（少々） ごはん（少量） 梅干し 麦茶	中華丼(小さめの皿) （白菜、きくらげ、 にんじん、うずら の卵、タケノコ） 大根のみそ汁	麦茶 紅茶 黒糖（少々） アーモンド チーズ クッキー（1枚） 麦茶 カフェオレ	9:05 13:10 15:35 17:40 18:50	

ました。ポイントは次のとおりです。
・ごはんの量を減らす。
・間食に甘い物やスナック菓子を食べない。
・ドリンクは無糖か、ミネラルウォーターに変える。
・口寂しいときは、セロトニンの原料であるタンパク質食品を食べる。
・料理に砂糖は使用せずラカンカエキスを使う。

薬はいきなりやめることはせず、本人もお守りがわりに薬を持っていたいという希望があったので、経過を見ながら少しずつ減らすことにしました。

間食を禁止にはできなかったため、コーヒー牛乳をジャスミン茶に、ミルクティーは砂糖なしに変更。あんぱんやせんべいもできるだけ食べないようにし、小腹が減ったときはタンパク質補給ができるように、チーズや牛乳、ナッツを食べるよう指導しました。

疲れたりイライラしたりしたとき、甘い物を食べる人は脳内のセロトニンが不足している証拠。この状態で血糖値のアップダウンが起きれば、ノルアドレナリンの過剰分泌によりセロトニンをさらに消費してしまうため、いくら甘い物を食べても癒されることはありません。

そうなると、また甘い物に手を出すという悪循環に陥ることになります。それを断ち切るためにはセロトニンの原料のタンパク質を含む食品を食べて、ノルアドレリンを抑制することが正しい対処法なのです。

食事療法を始めて半年を過ぎたころから、次第に症状が軽くなっていき、10カ月後には眠気や動悸などの発作は起きなくなりました。

最終的には薬は種類と量を減らすことに成功し、なんと体重55kg、体脂肪30％まで減らすこともでき、スリムになった自分がまたうれしく、失いかけていた自信を再び取り戻すことができたのです。

このように、食べ方のアンバランスは、脳（心）の栄養不足を招いてしまいます。

ストレスがたまっているとわかっていても、「運動をしよう！」「温泉に行ってリラックスしよう」「カラオケでストレス解消しよう」といった自己流のセルフケアで改善できないときは、すでに気分転換をするためのエネルギーさえ足りないということ。**必要なのは休息や適度な運動ではなく、栄養補給＝バッテリーチャージなのです。**

それでは次の章では、自分に足りない「脳の栄養素」を自分でチェックしてみましょう。

Column

「新型うつ」と食生活の意外な関係

最近、これまでのうつ病の治療法では治らない〝新型のうつ病〟が20～30代の若い世代に増えています。医学的な病名では「非定型うつ病」といい、いわゆる落ち込みが強く、何もやる気が起きなくなる「定型うつ病」とは別の病気です。

常に気持ちが沈んだ状態が続くうつ病とは違い、非定型うつ病は本人が苦手な相手や環境にいると、うつのような状態になり、身体的疲労感や不調感を訴えることが多くなります。

ところが、その環境から離れたり、楽しいことがあったりすれば元気になるので、うつ病というよりは適応障害*に近いと考えられています。また、うつ病では食欲低下が多く見られますが、非定型うつ病は過食傾向が高く、とくに甘い物や炭水化物に偏った食生活になりやすいことがわかっています。

これらの通常のうつ病との違いから考えると、非定型うつ病の原因には栄養のアンバランスがあるのではないでしょうか。

うつ病はストレスによって神経伝達物質が消費し、脳の機能が低下する、脳のエネルギー不足が原因です。しかし非定型うつ病の場合、ストレスの影響よりも、単純にエネルギー産生回路がうまく作動していないことによるエネルギー不足が原因ではないかと私は推測しています。

要するに、必要な栄養をきちんととっていないで、いらない物ばかりを過剰にとりすぎ、脳の代謝を乱しているのです。

やはり脳のバッテリー切れを起こさないためには、脳に必要な栄養をとってエネルギーを常に満タンにしておくことが新型うつ病にならないコツと考えます。

＊適応障害…新しい環境や人間関係、病気や事件などのストレスによって、うつ状態や不安感などが強くなる病気。

第2章

あなたに足りない「脳の栄養素」をチェックしてみよう

症状チェックでわかる、あなたの脳の栄養状態

あなたの心のバランスは、脳の栄養状態で変わります。

くり返しますが、脳のエネルギーである「神経伝達物質（脳内ホルモン）」の原料は、あなたが口にする食べ物の中の栄養素です。これらが何か一つでも足りないと、気分の変調に表れやすくなります。

不安感、気分が落ち込む、イライラする、集中力の低下など、従来なら「ストレスのせいだろう」と片づけていた不調を、栄養という別の角度から見ることで原因が明らかになるのです。

さらに栄養不足は脳（心）以外の機能にも当然、影響を与えてしまいます。

不摂生な生活習慣を続けた結果、肌荒れやめまい、立ちくらみ、下痢《げり》・便秘などの体調不良の経験をした人は多くいるはずです。私たちの体はすべて、食べ物に含まれる栄養素からつくられ、栄養素を代謝してエネルギー源とすることで正常に機能しています。

栄養バランスが悪くなれば、体にも問題が起きるのは当たり前のことです。心身は表裏一体ですから、心の不調と体の不調の両方を振り返ってみて、あなたのバッテリー状態をチェックしてみましょう。

このチェックテストは実際に診察で実施しているものを、簡易的にできるよう作成し直したものです。

脳（心）に重要な働きを担っている栄養素ごとに質問項目を挙げています。当てはまるチェック項目が多いほど、その栄養素不足から不調が起きていると予測できます。

チェック内容が複数のタイプに当てはまるときは複合タイプで、かなりの栄養失調といえます。

1 注意力散漫な「鉄不足タイプ」 Fe

次の質問項目のうち、当てはまるものにチェックをしましょう。いつも当てはまるもの以外に、ときどき起きるものもチェックします。

- □寝起きが悪い
- □イライラしやすい、注意力の低下
- □シャンプーのとき髪が抜けやすい
- □食欲不振（胃腸障害）
- □神経過敏、ささいなことが気になる。敏感
- □湿しんや肌荒れ、あごのニキビに悩んでいる
- □牛肉をほとんど食べない、苦手

□手足が冷えやすい、冷え症だ
□動悸、息切れ
□立ちくらみやめまいがする

当てはまった数　□個

鉄分は心と体の元気に関わる重要なミネラル

鉄不足が原因の不調といえば、貧血や顔色の悪さ、動悸・息切れなど体の症状が主と思われがちです。

ところが最近になって、リストに挙げたような**「イライラしやすい、注意力の低下」「神経過敏、ささいなことが気になる」といった心の症状が、実は鉄不足と関係している**ことが明らかになってきました。

とくに生理のある年代の女性はすべて、鉄不足の危機にさらされているといえます。生理のない男性にはほとんど鉄不足による不調は起きないため、女性特有の不調といえるでしょう。

鉄には主に全身に酸素を運ぶ働きがありますが、そのほかにも体のあちこちで実は重要な役割を担っているのです（第3章で説明します）。

たとえば鉄は睡眠覚醒に働くため、不足すると寝起きの悪さや夜中に目が覚めるなどの症状が顕著になります。

また、タンパク質が分解してできるアミノ酸と一緒に働いてコラーゲン合成を促すため、肌や髪の毛、爪の健康とも深く関わっています。

したがって、湿しんやあごにできるニキビなどは、鉄不足になった体からのサインです。

また、コラーゲンは血管の壁を強化するため、鉄が不足すると血管が弱くなってアザができやすくなります。

当てはまる項目が多いほど、あなたの鉄不足は深刻といえます。

2 やる気が出ない「ビタミンB群不足タイプ」 VB

次の質問項目のうち、当てはまるものにチェックをしましょう。いつも当てはまるもの以外に、ときどき起きるもののもチェックします。

- □好きなことでもやる気が起きない
- □アルコールをよく飲む
- □魚が嫌い、または苦手
- □記憶力の低下を感じる
- □寝ても疲れがとれない
- □口内炎、口角炎ができやすい
- □リアクションが遅くなった、反応が鈍くなったと感じる

□本や新聞を読んでも頭に入ってこない
□肩こりがなかなか治らない
□夜、ぐっすり寝た気がしない

当てはまった数　□個

不足すると脳内のエネルギー産生ができなくなる

ビタミンB群（B_1、B_2、B_6、B_{12}、ナイアシン〔ビタミンB_3〕、パントテン酸、葉酸、ビオチン）は体内の様々な代謝を促す栄養素です。

3大栄養素のタンパク質、糖質、脂質をエネルギーとして活用できる形に変えるには、ビタミンB群の働きが不可欠。糖質過多の食生活を送っていると、慢性的にビタミンB群が不足しやすくなります。

また、脳の神経伝達物質の産生にも関わるため、**ビタミンB群が不足すると、やる気や**

集中力の低下を招きます。

今まで興味があったこと、好きな趣味のことなどにも関心がなくなるのが特徴で、とくにビタミンB群の中でもビタミンB_3と呼ばれる「ナイアシン」が不足すると、うつ病に進む可能性もあります。

体内に入ったアルコールを代謝するときにナイアシンが大量に消費されるため、**お酒を飲む人はナイアシン不足になりやすい**といえます。

近年では精神疾患の一つ、**統合失調症の発症原因にナイアシン不足が関係している**というデータも報告されています。

また、ビタミンB群は、睡眠リズムを整える働きも持っています。**夜、なかなか眠れない、昼間に眠くなるなどリズム障害が起きるときは、ビタミンB_{12}不足が関係しているかもしれません。**

3 グルグル思考の「タンパク質不足タイプ」

Protein

次の質問項目のうち、当てはまるものにチェックをしましょう。いつも当てはまるもの以外に、ときどき起きるものもチェックします。

- □肉や魚を食べていない　野菜中心の食生活
- □肌荒れが気になる、または肌の張りが落ちた
- □思考力が低下した
- □会議など、話の流れがわからなくなり、会話が成立しないことがある
- □同じことを何度も話していると指摘された
- □髪や爪が弱くなった
- □ダイエットをしているのにやせない

□ときどきわけもなく不安になる
□クヨクヨすることが増えた
□一つのことを片づけるのに以前より時間がかかるようになった

当てはまった数　□個

心と体の基礎はタンパク質からつくられる

ヘルシー志向を自己流に解釈して肉や魚など動物性タンパク質を食べないと、そのうち心と体は崩壊してしまいます。

皮膚や髪、爪など外側はもちろんのこと、骨や筋肉や、内臓、諸器官すべて、そして脳の神経伝達物質はタンパク質が原料だからです。

さらに、細胞の膜にある受容体もタンパク質からできています。受容体がなければ神経伝達物質も取り込まれないので、神経と神経がつながりません。

そうなると、**頭の回転が鈍くなる、同じことを何度も言う、新しいアイデアが思いつかないなど、論理的思考ができなくなります。**

以前は10分でできたメール返信に30分かかったり、あーでもない、こーでもないとグズグズ悩んだりして、頭の瞬発力が悪くなるのもタンパク質不足が疑われます。

また、タンパク質は神経栄養因子として働き、脳神経細胞間のネットワークをつくります。**これが不足すると、いつまでもイヤな記憶がグルグルと回って抜け出せなくなります。**

つまり、頭の切り替えができなくなるのです。

タンパク質は心と体にとって必要な栄養素のため、毎日必要量をとらないと自分のタンパク質（筋肉）を分解して利用されてしまいます。

腕や太ももは細いのに、おなかぽっこり体型の人は大事なタンパク質がどんどん失われている証拠。積極的に原料のタンパク質をとることが急務といえます。

4 イライラしやすい「カルシウム不足タイプ」

Ca

次の質問項目のうち、当てはまるものにチェックをしましょう。いつも当てはまるもの以外に、ときどき起きるものもチェックします。

- □カッと頭に血がのぼりやすい
- □寝つきが悪い
- □常にイライラしている
- □ささいなことが気になって落ち着かない
- □気分の変動が激しい
- □乳製品が苦手
- □大事故でもないのに骨折したことがある

□足がつりやすい
□飽きっぽくなった、持続力がなくなった
□肩こりや腰痛が起こりやすい　痛みがやわらがない
□血圧が高いと指摘された

当てはまった数　□個

感情のほか、筋肉や血管の調整にも必要な栄養素

怒りっぽい人に対して、「カルシウムが足りないんじゃない？」と言われるように、カルシウムは神経を鎮静させる働きがあり、不足すると瞬間湯沸かし器のような制御不能の怒りっぽさが表れやすくなります。

とくにレジや病院の待合室、飲食店の行列なども耐えられず、飽きっぽくなったと自覚する人は、カルシウムが不足しているといえます。

落ち着いて物事に取り組むことが苦手で、いろいろやっているけれど結局、何一つ片づいていない状態に、自分自身でイライラを募らせることも増えます。

カルシウムは心のほかに、体の働きにも関係しています。寝ているときにこむら返りでよく目が覚める人は、カルシウムあるいはカルシウムの量を調節するマグネシウム不足から筋肉が過剰収縮して足がつっています。

ジョギング中に足がつる人も、しっかりカルシウムとマグネシウムをとって運動したいものです。血行をよくするのもカルシウムの働きのため、その不足は高血圧や動脈硬化のリスクを高めてしまいます。

日本人がいちばん不足しているミネラルですから、意識してとるようにしましょう。

5 キレやすい「低血糖タイプ」

Glucorse

次の質問項目のうち、当てはまるものにチェックをしましょう。いつも当てはまるもの以外に、ときどき起きるものもチェックします。

- □ 甘い物が食べたくてしょうがない
- □ おなかがすくと、イライラして集中力がなくなる
- □ ちょっとしたことで怒りが爆発することがある。キレやすい
- □ 光がまぶしく感じることがある
- □ 音がうるさく感じることがある
- □ 頭痛持ちだ
- □ ランチ後、1～2時間くらいすると眠くなって、やる気が出ない

□急に気分が落ち込んだり、泣きたくなったりすることがある
□徐々に体重が増えた
□体がだるくて重い
□ときどき手や指がふるえることがある。

当てはまった数 □個

疲れたら甘い物を食べる習慣の人は要注意

スイーツ大好き、ごはんやパン、麺類をよく食べる人に多いのが、頭痛、おなかがすくとイライラする、気分が落ち込みやすいといった症状です。チェック項目に当てはまる症状が多いほど、「低血糖症」による不調が心と体に表れているといえます。

とくに食後1〜2時間後に強い眠気を感じたり、イライラ、集中力が低下したり、気分が落ち込んだりする人は、1〜2時間前に食べた食事内容を思い出してください。

おにぎりとお茶だけ、ラーメンやうどんなどの麺類だけなど、糖質（炭水化物）に偏ったメニューではありませんか？

バランスよく食べたという人も、ごはん大盛りや甘いデザートなど、糖質を多くとっていれば同じことです。さらに、ストレス解消には甘い物が一番などと考えて、チョコレートなどのお菓子をつまんでしまうと、よけいに血糖値が乱高下して脳（心）を疲れさせてしまいます。

第1章で述べたように、急激に血糖値が上がるとインスリンを分泌して血糖値を下げますが、血糖値が下がりすぎるとアドレナリンやノルアドレナリンを分泌します。イライラや気分の落ち込み、手のふるえが出るのは、アドレナリンやノルアドレナリンの影響によるからです。

低血糖症は抗うつ薬や抗不安薬などの服用では完治することはできません。

糖質に偏った食べ方を変えて、脳（心）を元気にする栄養素を積極的にとる必要があります。

男はビタミンB群不足、女は鉄不足が多い理由

チェックテストの結果はいかがでしたか?

日常生活が送れないほどの不調ではなくても、なんだか気分がすぐれないと感じたら、まず栄養不足を疑ってみましょう。

何らかの自覚症状の背後には、脳（心）のエネルギー産生源として必要な栄養素が足りないことが関係しているからです。

チェックテストに挙げたように、自覚症状は心と体の両方に起きます。当てはまる項目が多すぎてどのタイプからわからないときは、男性ならビタミンB群、女性なら鉄分をまずは補うことをおすすめします。

男性にビタミンB群不足が多い理由

男性は女性よりも糖質を多く摂取する食傾向が高く、常に糖質代謝のためにビタミンB

群を消費しています。

また、アルコールを飲む機会や量も、男性のほうが多いことがB群不足と関係しています。アルコールを代謝するとき、肝臓でアセトアルデヒドの分解に関わるのが、ビタミンB群の中のナイアシン、さらにB_{12}、葉酸も使われます。

飲むときはおつまみにビタミンB群豊富な食品を選んで、ナイアシンやビタミンB_{12}、葉酸不足を解消するといいでしょう。

●女性に鉄不足が多い理由

とくに生理のある年代の女性は、全員が鉄不足と言っても言いすぎではありません。私のクリニックに治療で訪れた女性患者のうち、8割以上は鉄不足だったほどです。

女性は毎月の生理で、多くの鉄を失っています。

もともと汗や尿で排泄《はいせつ》される量が、男女ともに毎月約30㎎。それに女性は生理で失う約20～30㎎が上乗せされるため、男性の倍近い鉄分を毎月失っているのです。

それなのに、太りたくないからといって、体内に吸収されやすい鉄分（ヘム鉄）を多く含む肉や魚を避けたり、サラダばかり食べたりして鉄分補給を怠っている女性が後を絶ちません。

もともと鉄は体内に吸収されにくいミネラルで、消化管から吸収されて、体の中で栄養素として活用されるためには、タンパク質と結びついた形にならないといけないのです。ところが生理出血では血液中のタンパク質も失われますから、せっかく摂取した鉄も利用されにくいのです。

実は、肉類をたくさん食べる欧米の女性には鉄不足による貧血はほとんどなく、日本人女性特有の不調ともいわれています。偏った食生活が心身の健康を脅かすことを、肝に銘じておきましょう。

とはいえ、弱点がわかれば対策も立てられます。吸収率を高める食材の組み合わせや食べ方の工夫で十分鉄分補給ができますから、第3章を参考にしてください。

Column

「脳の唯一のエネルギー源はブドウ糖」の間違い

「脳の唯一のエネルギー源はブドウ糖である」と聞いたことがある人は多いと思います。これは一般的には正しいのですが、部分的には間違いでもあります。

脳という組織は筋肉のようにブドウ糖を蓄えることができないので、常にブドウ糖を安定供給する必要があります。

しかし、脳では糖質の中のブドウ糖以外に、脂質もエネルギー源として、ちゃんと利用されています。さらにタンパク質が分解してできるアミノ酸や脂質の中の脂肪酸からもブドウ糖がゆっくりつくられていきます（これを糖新生といい、肝臓で行われています）。つまり、ことさら糖質をとらなくてもブドウ糖は脳に安定供給されているのです。

人類進化の歴史から考えてみてください。約400万年前に最初の人類が現れ、1万年前に農耕が始まり、そして、農耕が定着して約4000年です。つまり、399万年の間は人類はずっと狩猟・採集の生活をしていて、穀類を食べないし、糖質制限食が当たり前だったのです。

その後、食糧を安定供給するために農耕を始め、人類の生活は安定し、人口も増え、文化が急激に発達するようになったのです。それはそれで人類の歴史には重要な要素だったと思うのですが、399万年の間に進化した人類の代謝のあり方、脳機能、生理行動パターンなどは、たかだか1万年ではそう簡単には変わらないのです。

その証拠に血糖値を下げるホルモンはインスリンしかなく、血糖値を上げるホルモンはグルカゴン、アドレナリン、ノルアドレナリン、コルチゾールなど多数備わっていて、飢餓に耐えられるようになっているのです。

結局、人間の体は糖質をほとんどとらなくても生きていけるようにできているのです。そこに大量の糖質が入ってきてしまったのだから、脳も体も大混乱状態になって病気になるのは当然といえます。

第3章

家庭で実践できる〈タイプ別〉食べ物、食べ方

あなたに足りない脳の栄養を今日からチャージ！

あなたに足りない脳の栄養素は何でしたか。

本章では、いよいよ脳（心）のエネルギーチャージを実践しましょう。

方法はいたって簡単。毎日の食事の中で、足りない栄養素を含む食べ物を意識してとるだけです。複数のタイプに当てはまった人は、女性なら鉄、男性ならビタミンB群に気をつけるほか、主にタンパク質を多くとること、糖質を少なめにすることで改善できます。食事だけで補うことが難しいときは、サプリメントを上手に活用しましょう。ただし、基本は食事から。毎日の食事を変えることが、あなたの心を変えていくのです。

この章では、それぞれの栄養素を豊富に含む食材と、吸収率を高めるテクニックや毎日の食事に取り入れやすいコツをまとめています。今日の食事内容で、取り組みやすいことからさっそく始めてみましょう！

1 注意力散漫な「鉄不足タイプ」の食べ方のコツ

まず、ヘム鉄（肉・魚）をとろう

鉄分には、肉や魚など動物性食品に含まれるヘム鉄と、大豆食品や野菜と卵に含まれる非ヘム鉄があります。違いは体内への吸収率にあり、ヘム鉄は10～30％、非ヘム鉄は５％以下です。したがって**食品でとる鉄分は、より吸収されやすいヘム鉄でとるほうが効率的です。**

とくに鉄は、体内で吸収されるときには必ずタンパク質と結合して運ばれますから、タンパク質を多く含む肉や魚はもちろん、卵や乳製品、豆腐・納豆などの大豆食品からとることも大切です。

男性で鉄が不足している人は、胃の中にヘリコバクター・ピロリ菌という菌がいることが多く、これが萎縮性胃炎を起こして鉄の吸収率を悪くしているのです。疑いのある方は、ぜひ胃腸科を受診して検査をしてみてください。

ビタミンCと一緒にとると吸収力はアップする

もともと鉄分は吸収されにくい性質がありますが、**ビタミンCとあわせてとると、吸収率が高まります。**肉料理にレモンをしぼったり、食後に果物を食べたり、フルーツジュースを飲むのがおすすめ。

また、味付けに酸味（酢や梅干しなど）や辛み（こしょうなどのスパイス）をプラスすると、胃酸の分泌が促されるため吸収されやすくなります。

食前や食後に緑茶やコーヒー、紅茶を飲むと、含まれる「タンニン」の働きが鉄の吸収を阻害するといわれています。ならばステーキを食べたあと、食後のコーヒーはＮＧ？　いやいや、これは非ヘム鉄の吸収の場合で、動物性タンパク質からとれるヘム鉄の場合は影響ありませんので、大丈夫です。

ただし一つだけ覚えておきたいのが、玄米や豆類の外皮に含まれるフィチン酸という成分。ヘム鉄、非ヘム鉄両方の吸収を阻害するため、あまり食べすぎないようにしましょう。

含まれる食材

レバー、牛肉、豚肉、鶏肉、鶏の砂肝、かつお、あさり、煮干し、ひじき、大豆食品、小松菜、大根の葉、菜の花、ほうれんそうなど。

働き

血液中の赤血球をつくり、頭のてっぺんから足の先まで全身に酸素を運ぶことが鉄の主な役割です。

しかし、鉄はそれ以外に全身の機能に深く関わっていることをご存じでしょうか？　**貧血だけが鉄不足のサインではないのです。**

まず、骨、皮膚、粘膜の生成、代謝に鉄は必須成分です。湿しんができやすい、鼻水が止まらない、下痢や便秘をしやすい、食欲がない、という不調に悩まされている人は、鉄不足から皮膚や粘膜が弱くなっている証拠。**よくうつ病や神経症で見られるのどの不快感も、実は鉄不足が原因です。**

骨を強くするには〝カルシウム〟と思っている人も多いと思いますが、カルシウムだけでなく、鉄分とタンパク質も大切。ですから身長の急激に伸びる思春期は鉄不足に陥りやすく、これが小児の起立性調節障害の原因の一つにもなるのです。**体を支えるのは「骨」ではなく、「鉄骨」**と覚えてください。

また、鉄分はコラーゲン合成を促す働きがあります。コラーゲン合成＝美肌にはビタミンCと思いがちですが、**ビタミンCだけでプリプリの肌は生まれません。**コラーゲンの原料となるタンパク質と鉄とビタミンCがそろうことが条件です。

さらにコラーゲンからできている血管も強くして、血流を促します。**血流不良から起こる肩こりや腰痛、目の下のくまなどは、仕事が忙しくて睡眠不足になっていることだけが原因ではなかったのです。**

ちなみに**偏頭痛持ちの人は、鉄不足**の可能性があります。鉄が不足すると、酸素が十分に送れないため、血管が収縮・拡張のポンプ作用を強くしているからです。

風邪をひきやすい人、ひくと長引いてなかなか治らない人も鉄不足を考えたほうがいいです。鉄は白血球の働きを活発にして、免疫力を高めます。

そして、神経伝達物質の合成の必須成分で、知能や情動、意欲をコントロールしています。脳（心）の働きを左右する神経伝達物質は脳内で合成されています。そのとき代謝を助けるサポート役が鉄です。第1章でお話ししたように、体内に十分な鉄分がなければ、脳内神経伝達物質が足りなくなるため、意欲低下やイライラ、落ち込みやすいなどメンタル面に影響を与えます。また、睡眠覚醒にも関わっており、**寝起きが悪いという自覚症状は鉄不足によるものが多くの割合を占めています。**

自分では大丈夫と思っていても、とくに女性には隠れ鉄不足がとても多いのです。

実際に私のクリニックに「うつ病かもしれない」と受診に来た女性に血液検査を行ったところ、8割以上が鉄不足であることがわかりました。

しかも、会社や自治体の貧血検査では「問題なし」だったはずなのに……。ここに、一般的な貧血検査の大きな「落とし穴」があるのです。

「隠れ貧血」に気づこう

鉄不足でつく病名といえば「貧血」ですが、自治体や会社の健診で「貧血の疑いあり」、または「貧血」と診断されたとき、心療内科的にはすでに重症です。

貧血検査では血液中のヘモグロビンの濃度を調べており、濃度が基準値内の濃さであればＯＫとされています。しかし体は鉄不足になると十分な量の赤血球をつくれないので、少ない分を濃縮させて見かけ上、体が機能するようにカバーしています。

つまり、貧血検査では濃縮されたものを調べているため、とりあえず「問題なし」のまま、本当に体内の鉄が枯渇するまで放置されてしまうのです。このときの診断名は「鉄欠乏性貧血」ですが、その前の**「潜在性鉄欠乏性貧血」で気づき、ケアをすることが重要です。**

では、どんな検査を行えば、潜在性鉄欠乏性貧血かどうかを調べることができるのでしょうか。

その前に、体の中で鉄分がどのように使われているかを知っておきましょう。

食事からとった鉄は、その3分の2が赤血球の中のヘモグロビンの中にあり、酸素を運ぶ役割が最優先されます。残りは血清鉄、組織鉄、貯蔵鉄として使われます。ヘモグロビンとして使われる鉄は、生きていくために最低限必要な住居費、食費、光熱費にたとえるとわかりやすいでしょう。

組織鉄は洋服代や趣味などに使えるお金、血清鉄は普通預金で、貯蔵鉄は定期預金と考えることができます。

体内の鉄分量は血液データでわかる！

＜血清フェリチン理想値＞

	20代	30代〜40代	50代以上
女性	50ng/mℓ以上	80ng/mℓ以上	100ng/mℓ以上
男性（年齢関係なし）	120ng/mℓ以上		

毎月の給料（摂取した鉄の量）が十分であれば、余った分で新しい洋服を買い、さらに余裕があれば貯金に回すこともできます。けれども給料が少なくなると、どうなるでしょうか。生活費で使い切ってしまうので、洋服を買うのはあきらめて、貯金を切り崩して生活することになります。これが潜在性鉄欠乏性貧血の状態なのです。

体内の鉄が不足すると、まず肝臓や脾臓《ひぞう》に蓄えられている貯蔵鉄が使われます。この貯蔵鉄が減少してしまうのが潜在性鉄欠乏性貧血の初期段階です。貯蔵鉄を使い切ってしまうと、今度は血清鉄が使われていきます。血清鉄が減少したところで、ようやく一般的な貧血検査で「軽度の貧血」と診断されることがほとんど。血清鉄が底をつきかけて、組織鉄まで減少すると、はじめて「鉄欠乏性貧血」と判明するのです。

潜在性鉄欠乏性貧血を調べるには、体内に貯蔵鉄がどれくらいあるかを調べるとわかります。それが血清フェリチンの検査。フェリチンとは鉄を蓄えるタンパク質のことで、**血清フェリチンの値で体内の鉄分量が推測できます。**

血清フェリチンは血液検査で調べることができますが、一般的な健康診断の項目には入っていません。潜在性鉄欠乏性貧血に気づかないまま症状を悪化させ、ボロボロになって倒れてしまう人を大勢診てきた私としては、健康診断の項目にぜひ血清フェリチンを入れてほしいところです。

血清フェリチンの検査を受けるには、内科や婦人科などで「貧血が心配なので、血清フェリチンの値を調べてください」と頼みましょう。貧血の可能性がある場合は、保険適応で検査することも可能です。

血清フェリチンの理想値は、栄養療法を行っている分子整合栄養医学の考え方では、一般的な数値と異なります。心身を健康に保つために、体に必要な鉄の理想値という意味となります。

パセリたっぷりミートローフ

Point ヘム鉄は吸収率のよい動物性タンパク質からの摂取がおすすめ。パセリをたっぷり入れてビタミンCも補給し、鉄の吸収率をさらにアップ。

材料（焼き型：横8.5cm、長さ18cm、高さ6cm：4人分）

エネルギー：210kcal
鉄：2.3mg
（1人分）

玉ねぎ…………1/4個
合びき肉…………400g
パセリ…………1本（10g）
卵黄…………1個分
パン粉…………大さじ1
塩…………小さじ1
「パルスイート（シロップ）」…………小さじ1
スモークチーズ…………60g
オリーブオイル…………適量

つくり方

1. 玉ねぎ、パセリはみじん切りにする。スモークチーズは1cm角に切る。
2. スモークチーズとオリーブオイル以外の材料をすべてボウルに入れ、粘りが出るまでしっかり練り合わせる。最後にスモークチーズを加えて全体を合わせる。
3. 焼き型の内側にオリーブオイルを塗り、空気が入らないように2を均等に詰め、180℃のオーブンで40分ほど焼く。焼き上がったらすぐに肉汁を捨て、そのまま冷ます。型から取り出し、食べやすい大きさに切り分けて盛りつける。

残ったミートローフは翌日さっと表面をソテーしてお弁当のおかずに、角切りにしてオムレツの具にと、多彩に楽しめます。

2 やる気が出ない「ビタミンB群不足タイプ」の食べ方のコツ

ビタミンBはセットでとる

ビタミンB群には、B_1、B_2、B_6、B_{12}、ナイアシン（ビタミンB_3）、パントテン酸、葉酸、ビオチンの8種類があります。

ビタミンB群の食べ方のコツは、どれか1種類だけ食べるのではなく、全種類まとめてとること。その理由は、ビタミンB群はお互いに協力し合って働くため、どれか一つでも欠けるとうまく機能せず、疲れやすくなったり、イライラしたりしやすいからです。いろいろな食品をバランスよく食べることで、自然とビタミンB群の摂取ができます。

食生活がアンバランスになったときは、サプリメントを活用してもかまいません。そのときも、「ビタミンB群」や「ビタミンBコンプレックス」などの商品名で、まとめてとれるタイプを選びましょう。

本書ではとくに脳（心）の働きに関係するビタミンB_1、B_6、ナイアシン、ビタミンB_{12}と葉酸について、食べ方、含まれる食材、働きについてまとめました。

興味・関心を高める　ビタミンB_1

食べ方のコツ

ビタミンB群は水溶性ビタミンのため、水に溶けやすく熱に弱い性質があります。調理の過程で食材に含まれるビタミンが失われていますが、ある工夫でムダなくとることができます。

それは豚肉やうなぎなどビタミンB_1を含む食材を、玉ねぎ、にんにく、にら、長ねぎといった野菜と組み合わせること。ビタミンB_1は玉ねぎなどに含まれるアリシンという物質と一緒にとるとアリチアミンという物質となって、吸収されやすくなるだけでなく、調理による損失を抑えることができるのです。豚肉とにらの炒め物、うなぎと玉ねぎの柳川《やながわ》など、親しみのあるおいしいメニューは、栄養を吸収するうえでも利にかなっていたのです。

ちなみに土用の丑《うし》の日にうなぎを食べて精をつけようという習慣は、うなぎに含まれるビタミンB_1の働きを昔の人が経験的に知っていたからではないでしょうか。夏バテ予防にぴったりといえます。

含まれる食材

豚ヒレ肉、豚モモ肉、うなぎ、大豆、ピーナッツ、玄米、胚芽米《はいがまい》など。

働き

糖質をエネルギーに変えて、心身を元気にします。不足するとイライラしたり、憂うつな気分になったりします。また、ビタミンB_1不足から糖質がうまく代謝できないと、乳酸などの疲労物質がたまって疲れやすくなります。

とくにランチにおにぎりやうどんだけ、丼《どんぶり》物はごはんを大盛り、飲んだ後は必ずラーメンなど糖質ばかりの食事を続けているとビタミンB_1不足になります。最近、疲れがとれないと感じているならば、糖質ばかり食べているせいかもしれません。海外ではビタミンB_1が子どもの頭脳学習に及ぼす影響を調査した研究があり、それによれば、ビタミンB_1を1日2㎎、1年間投与すると、投与しない群に比べて知能の発達や物事に対する興味・関心において有意の差が出ていました。

心を穏やかにする　ビタミンB_6

食べ方のコツ

体の中でタンパク質を分泌するために必要なビタミンですから、タンパク質の摂取量が多くなると必要量も増します。動物性食品からとれば一石二鳥。

含まれる食材

かつお、まぐろ、さけ、さんま、牛レバー、さば、バナナなど。

働き

脳や神経伝達物質の生成に関わっており、なかでも興奮を抑制するGABA《ギャバ》と関係が深いビタミンです。

また、タンパク質と脂質の代謝にも欠かせません。足りなくなると神経過敏になったり、寝つきが悪くなったりします。これは神経の高ぶりを抑えられないことが原因となっています。したがって心を穏やかにするビタミンと覚えてください。

このほかにも、**学習能力の低下、足がつる、手足のしびれなどの症状や妊娠初期のつわりがひどい人もビタミンB_6不足が考えられます。**

パワー全開　ナイアシン（ビタミンB_3）

食べ方のコツ

必須アミノ酸のトリプトファンから合成されていきます。ビタミンB_1、B_2、B_6が不足すると、ナイアシンの合成がうまくできませんが、魚、レバー、肉などの動物性食品をとればトリプトファンもナイアシンも、その他のビタミンも同時にとれます。

すぐ疲れて無気力になりやすい人は、ビタミンB群として複合体でとることに加えて、ナイアシンのサプリメントを1日1000～1500㎎飲むとよいでしょう。私は講演会の前や撮影の前には必ずナイアシンを飲みます。おかげでパワー全開です。

含まれる食材

豚レバー、牛レバー、たらこ、かつお、まぐろ、かじき、さば、ピーナッツ、玄米など。

働き

３大栄養素の代謝を促して、成長や生殖に必要なビタミン。ニコチン酸という呼び名もあります。神経や脳機能の正常な働きにも欠かせないビタミンのため、不足すると細胞でエネルギー産生ができず、無気力、うつ症状、神経過敏など、心が不安定になります。

お酒を飲んだときに代謝で生まれる副産物、アセトアルデヒドの分解にはナイアシンが必要です。よくお酒を飲む人、二日酔いしやすい人はナイアシン不足にならないように、含まれる食材を気にして、つまみとして食べることをおすすめします。ちなみにナイアシンをサプリメントで多めにとってから飲むと悪酔いしにくくなります。

集中力を高める　ビタミンB_{12}／葉酸

食べ方のコツ

ビタミンB_{12}は動物性食品にしか含まれていませんから、菜食主義の人は欠乏します。また、胃の手術をした人、高齢者では吸収が悪く欠乏しやすくなるのです。

含まれる食材

ビタミンB_{12}…牛レバー、豚レバー、鶏レバー、牡蠣《かき》、さんま、あさり、しじみなど。

葉酸…鶏レバー、牛レバー、豚レバー、ほたて貝、菜の花、枝豆、ほうれんそう、いちごなど。

働き

ビタミンB_{12}は、神経伝達物質の合成を促して精神を安定させ、集中力や記憶力を高めます。葉酸と一緒に働いて造血作用があるため、貧血の予防や治療に欠かせません。

葉酸は遺伝子の合成に働き、妊娠初期の胎児の成長で中枢系の神経の発達に必要なので、妊娠中の女性にはとくにとってほしいビタミンです。

また、最近の研究ではビタミンB_{12}はバイオリズムの調整にかかわることがわかってきました。**不規則生活で睡眠覚醒リズムが乱れてきた人、海外旅行の時差ボケ解消にも効果が期待できます。**

「ビタミンB群不足タイプ」を改善するレシピ

さばのカレーソテー、ほうれんそうのソース

Point ビタミンB群をまんべんなく含む魚はさば！　カレー粉の刺激で食欲、消化も促進。緑黄色野菜を添えて葉酸も補給しながら細胞レベルでパワーアップ。

材料（2人分）

さば（切り身）…………2切れ
A　塩、こしょう、クミンパウダー、カレー粉
………各小さじ1
ほうれんそう…………1束
粉チーズ…………小さじ2
塩、こしょう…………適量
オリーブオイル…………大さじ1

エネルギー：245kcal
ビタミンB群（ビタミンB_1、B_2、ナイアシン、B_6）
：9.7mg（1人分）

つくり方

1. さばは水洗いして水気をふきとり、Aを表面にまぶし下味をつけておく。
2. ほうれんそうを熱湯でゆでて水気をきり、フードプロセッサーでなめからなペースト状にして、塩、こしょうで下味をつけておく（フードプロセッサーがない場合は包丁で細かくたたけばOK）。
3. フライパンを熱し、オリーブオイルを入れて1のさばの両面をソテーする。
4. 皿に2を敷き、粉チーズをふりかけ、3を乗せて盛りつける。

さばは味噌煮や塩焼きなど定番メニューのほか、トマト煮込みや粉チーズをまぶして焼くなど、味のバリエーションが広げやすいのが特徴です。積極的に食卓に取り入れていきましょう。

3 グルグル思考の「タンパク質不足タイプ」の食べ方のコツ

プロテインスコアが高い動物性のタンパク質を

タンパク質は、主に肉や魚、卵、乳製品などの動物性タンパク質と、大豆や大豆製品に含まれる植物性タンパク質があります。

タンパク質は消化管で分解され、アミノ酸という形で吸収されます。アミノ酸には20種類あり、これら20種類の組み合わせによって体のあちこちで利用されます。

アミノ酸には食事から摂取しなければならない9種類の「必須アミノ酸」と体内で合成される11種類の「非必須アミノ酸」があります。

アミノ酸は体内で働くとき、どれかひとつでも少ない種類があると、その少ないレベルに合わせて、ほかのアミノ酸が働く性質があり、食品によって利用効率に差があります。

人体のアミノ酸必要量を基準として、食品中のアミノ酸組成と比較して栄養価を算定したものを「プロテインスコア」といいます。プロテインスコアは数値が１００に近いほど、体内での利用効率が高いことを示しています。

たとえば、卵は１００、サンマ96、アジ89、豚肉90、鶏肉89、牛肉80、チーズ83、大豆56、納豆55、豆腐51です。おわかりのように、動物性食品の方が、圧倒的に高い数値を示しています。

しかし、植物性食品には、他にない様々な栄養素が含まれていますから、動物性食品も植物性食品もバランスよく食べることをおすすめします。

毎日タンパク質をとるためのおいしい工夫

１日にとりたいタンパク質の目安は、体重１kgあたり１〜１・５g。体重50kgの人なら約50〜75gとなります。

実際に**１日に食べてほしい分量は、卵１〜２個、チーズ１〜２個（６Ｐチーズの場合）、肉１００g（大きめの赤身肉１切れ）、魚１００g（大きめの切り身１切れ）、豆腐半丁、納豆１パック（50g）、牛乳２００cc**。これを3回の食事と間食に分けてとります。

タンパク質は、個人によって消化・吸収能力に差があり、栄養障害の進行した人ほど消化が悪く、もたれやすいので「少量数回食」がお勧めです。

面白いことに、**これだけタンパク質を多くとると、主食まで手が回らず、さらに腹持ちもよいので、後でご紹介する低血糖症を防ぐことができます。**

含まれる食材

牛肉、豚肉、鶏肉、卵、かつお、まぐろ、あじ、いわし、さけ、さば、大豆食品（豆腐や納豆）、牛乳、チーズなど。

働き

タンパク質は、体と心の基礎となる栄養素です。血液、血管、臓器、筋肉、神経細胞、髪、皮膚、粘膜、爪、骨、ホルモン、酵素など人間の体はすべてタンパク質からできています。ちなみに脳の乾燥重量の40％はタンパク質です。ですから、**すべての栄養素の基礎はタンパク質から始まる**といっても過言ではありません。

脳（心）の働きでは、第1章でお話ししたように、タンパク質が神経伝達物質の原料となり、健康的な心の状態をつくっています。トリプトファンはセロトニンに、フェニルアラニンはドーパミンとノルアドレナリンに、グルタミンはＧＡＢＡへと変換されて脳内の働き、つまり心のバランスを整えるために機能します。

したがって、タンパク質が不足すると、やる気や記憶力、思考力の低下、うつ病などのリスクが高まります。

実は、病気のときに服用する薬剤も、すべてタンパク質に結びついて細胞へ運ばれます。ですから**タンパク質が不足すると、薬を飲んでも効かないばかりか、副作用ばかり出てしまうのです。**

外から入ってきたウイルスや細菌を殺すマクロファージや白血球などの免疫物質もタンパク質からつくられます。ですから、タンパク質が不足すると免疫力やスタミナが落ちます。

病気にならないためにも、組織を修復して病気を治すためにもタンパク質は最も重要な栄養素なのです。

「タンパク質不足タイプ」を改善するレシピ

レンジオムレツ　キッシュ風

Point 高タンパク食品を動物性の卵、植物性の豆腐、乳製品のチーズとくまなく使った一品。卵とチーズは神経安定に役立つトリプトファンを多く含む食品でもあります。

材料（2㎝高さ10㎝直径のココット皿、2皿分）

エネルギー：475kcal
タンパク質：21.3mg
（1人分）

絹ごし豆腐…………200g
干し桜えび…………大さじ2
A ┌卵…………2個
　│生クリーム…………100cc
　└ピザ用チーズ…………60g
塩、こしょう…………各適量

つくり方

1. 豆腐はキッチンペーパーなどに包んで軽く水けをきり、2cm 程度の角切りにし、ココット皿に並べる。干し桜えびをトッピングし、塩、こしょうを全体にふる。

2. A の卵液を混ぜ合わせ、1 に流し入れ、ラップをして500W のレンジで2分～3分加熱する（加熱時間はお手持ちの器の大きさに合わせて調整してください）。

器に入れてレンジにかけるだけなので、時間がない朝食にもおすすめ。具は、枝豆のむき身やあさりの水煮、ツナ缶などお好みでアレンジを楽しんでみましょう。

4 イライラしやすい「カルシウム不足タイプ」の食べ方のコツ

●お酢と組み合わせれば吸収率アップ

カルシウムは**牛乳や乳製品でとったほうが吸収されやすく、約50％の吸収率があります。**それは牛乳などに含まれる乳糖やアミノ酸が、カルシウムの吸収を促すからです。

ほかに小魚や青菜類にも、カルシウムが豊富ですが、小魚は約30％、青菜類は約18％の吸収率です。吸収率を高めるには、**酢やレモン、りんごなどに含まれるクエン酸を組み合わせることがポイント。**ししゃもの南蛮漬けをつくり、丸ごと食べればカルシウム不足を補うことができます。

鉄の吸収を阻害するフィチン酸は、カルシウムの吸収も悪くします。主に玄米や豆類の皮に含まれます。ビタミンやミネラル、食物繊維など必要な栄養素が豊富ですから、取り入れたい食材ですが、玄米ばかり食べるような極端な健康志向はおすすめできません。

含まれる食材

チーズ、牛乳、ヨーグルト、小魚類、ししゃも、いわし丸干し、モロヘイヤ、大根の葉、小松菜、大豆食品、ひじき、ごま、アーモンドなど。

働き

日本人に最も不足しているカルシウムの働きは、骨や歯を丈夫にするだけではありません。神経の興奮を抑える天然の精神安定剤といえる働きがあり、自律神経の調整も担っています。細胞分裂や鉄の代謝を促す作用や、筋肉の正常な働きをサポートして心臓の鼓動を維持しているのもカルシウムの働きです。

カルシウムが足りなくなると、骨が弱くなる、アレルギー症状、不整脈、足がつる、手足のしびれなどの不調を招きやすくなります。心の不調としては、イライラ、怒りっぽくなる、神経過敏になるなどがあり、夜眠れないなどと訴えるケースも少なくありません。

「カルシウム不足タイプ」を改善するレシピ

ししゃものごまピカタ

Point カルシウム豊富なししゃもに、同じくカルシウム豊富なパルメザンチーズとマグネシウムを含むごまの衣をつけて。1人前で1日の必要量600～700mgが十分とれます。

材料（2人分）

エネルギー：369kcal
カルシウム：708mg
（1人分）

ししゃも…………10尾
パルメザンチーズ…………大さじ4
溶き卵…………1個分
炒りごま…………適量
オリーブオイル…………適量
レモン…………適宜

つくり方

1. ししゃもは1尾ずつ表面全体にパルメザンチーズをまぶし、溶き卵にくぐらせ、ごまをまぶす。

2. フライパンを熱し、オリーブオイル少々を加え、1を並べて弱火でじっくり両面をこんがり焼き、火を通す。器に盛りつけレモンのくし形切りを添える。

ししゃもは、手軽に使えてお魚を骨ごと食べられる心強い食材です。さっと焼いてマリネにしても美味。ごまの衣はししゃものほか、豚のソテーや鶏ささみのソテーにも合います。

5 キレやすい「低血糖タイプ」の食べ方のコツ

●まず、白米・白パン・砂糖を避けよう

糖質は心身のエネルギー源として必要な栄養素ですが、種類を間違えると心を不安定にさせるので注意が必要です。心の健康を考えるならば白砂糖、精白米、食パン、清涼飲料水、お菓子やスナック菓子など、精製された炭水化物や、それらを原料とする食品は避けましょう。前章で詳しく紹介した「低血糖症」の引き金となるからです。

精製された炭水化物は糖質以外の栄養素がそぎ落とされているため、消化・吸収が急速で、あっという間に血糖値が上がってしまいます。

そうなると上がった血糖値を下げるためにインスリンが過剰分泌し、血糖値が下がったときに強い眠気やイライラ、集中力の低下など不安定な状態を引き起こしてしまうのです。

糖質をとるときは、血糖値をゆるやかに上げる未精製の穀類を選びましょう。**白米では**

なく玄米や雑穀ごはんを、食パンではなくライ麦パンや全粒粉パン、うどんやそうめんではなく十割そばやパスタがおすすめです。

おすすめの糖質食品は「低ＧＩ食品」と呼びます。ＧＩとはグリセミック・インデックスのことで、糖質を含む食品を食べたとき、どれくらい血糖値を上げるかを数値化したもの。ブドウ糖をとったときを１００とします。ＧＩ値が60以下のものは急激に血糖値を上げにくいため、できるだけ60以下の糖質食品を選ぶのがコツです（105ページ参照）。

●食べる順番を変えればいい

高ＧＩ値食品を食べるときは、次のような工夫で血糖値の上昇を抑えて、低血糖が起きないようにします。

①食物繊維を先に食べる

ごはんを食べる前に食物繊維を含む食材を食べると、糖質がゆっくり吸収されるため血糖値の上昇を抑えることができます。とくにキャベツの千切り、わかめやこんぶ、もずく、めかぶなど水溶性食物繊維は水に溶けてドロドロになり、糖質をからめとり、さらに消化管内の移動がゆっくりになって、血糖値の上昇が遅くなるのでおすすめ。たとえば**刺身定食などを食べるときは、最初にきんぴらごぼうや酢の物などの副菜を食べて、次にタンパク質の刺身を食べ、最後にごはんです。**ごはんとおかずを交互に食べると、つい糖質を食べすぎてしまいます。あくまでごはんは最後に少し食べる程度に抑えることが基本です。いつも昼食後1～2時間すると眠くなる人は、ごはんを食べるのをやめておかずだけ食べるようにしましょう。

②酢を使ったおかずを組み合わせる

酢にも糖質の吸収をゆるやかにする働きがあります。わかめの酢の物、もずく酢などは水溶性食物繊維を酢で食べられますから、願ってもない副菜といえます。

③おにぎりだけ、ラーメン・うどんだけ食べない

手軽に食べられるため、ランチをサッとすませる人にとっては、よく選んでしまうメニューですが、これは心を疲れさせる大きな原因となります。

できればおにぎりは1個だけ、ラーメンの麺の量を減らすなどができればよいのですが、食べてしまうときもあるでしょう。そんなときは、先に低GI食品の野菜や海藻類、きのこ類や、タンパク質（肉類や魚介類、ゆで卵など）、乳製品（牛乳、チーズやヨーグルトなど）をおなかに入れておくことがポイント。①や②と同じように、糖質の吸収スピードをゆっくりにできます。

また、白米を食べるとき、卵かけごはんや納豆ごはんにすると、同様に吸収を抑えることができます（食パンにチーズもＯＫです）。

④砂糖以外の甘味料を使う

砂糖は体内への吸収が早く、インスリンを分泌させて低血糖症を招くほかに、脂肪にかわりやすい糖質です。コーヒーやヨーグルト、料理の味付けには砂糖以外の天然甘味料や人工甘味料を選びます。

天然甘味料にはメープルシロップ、てんさい糖、オリゴ糖、ラカンカエキスでつくったものなどがあります。人工甘味料にはステビアやパルスイートがあります。

⑤食後30分以内に運動をする

食後の血糖値が上がっているときに筋肉を動かすと、インスリンを必要とせずに糖が使われるので、低血糖を防ぐことができます。したがって**食後30分以内に15分〜20分の散歩がおすすめ。**これは肥満の予防にもなります。

含まれる食材

主な糖質食品を、GI値がひと目でわかるように表組みにしました。数字を見て、メニューの選び方の参考にしましょう。

働き

心身のエネルギー源となる糖質は炭水化物の構成成分で、3大栄養素の一つ。糖質と食物繊維が組み合わさったものが、炭水化物です。糖質は速効性の高いエネルギー源で、グリコーゲンとして体内に貯蔵されています。糖質が安定供給されていないと、心身がエネルギー不足となり、疲労感を感じるようになります。

しかし現代人は、糖質のとりすぎから、栄養がアンバランスになっています。余った糖質は中性脂肪に変換されて体脂肪となりますから、適正量をとり、心を疲れさせない食べ方を知る必要があります。

主な食品GIの値（ブドウ糖を100として示したもの）

60以下：低値　60〜70：中等度　70以上：高値

食品	GI値
餅	85
精白米	84
胚芽米	70
玄米（五分づき）	58
玄米	56
食パン	91
ライ麦パン	58
全粒粉パン	50
うどん	80
そうめん	68
スパゲティ	65
十割そば（そば粉100%）	59
肉類	45〜49
魚介類	40前後
豆腐	42
納豆	33
チーズ	35
卵	30
牛乳	25

食品	GI値
プレーンヨーグルト	25
じゃがいも	90
さつまいも	55
とうもろこし	70
バナナ	55
トマト	30
キュウリ	23
キャンディ	108
菓子パン	95
チョコレート	91
アーモンド	30
ピーナッツ	28
コーヒー	16
緑茶	10
紅茶	10
白砂糖	110
黒砂糖	99
はちみつ	88
みりん	15

磯の香りの混ぜごはん

Point 糖代謝に欠かせないビタミンB_1を豊富に含む押し麦を炊き込んで、食後の血糖値上昇もセーブ。神経のいらだちを抑えるカルシウム豊富な乾物もたっぷり使って、香ばしい風味で満足感もアップ。

材料（2人分）

エネルギー：296kcal（1人分）

麦ごはん…………300g
芽ひじき（乾）…………大さじ2
しょうゆ…………小さじ2
干し桜えび…………大さじ2
A ┌青のり…………大さじ1
　└炒りごま…………大さじ1

つくり方

1. 芽ひじきは水で戻して熱湯で2分ほどボイルし、ザルに上げて水気をきり、しょうゆをまぶして下味をつける。干しえびはフライパンで弱火でから煎りしておく。

2. 温かい麦ごはんと1、Aを混ぜ合わせ、器に盛りつける。

干しひじきはカルシウムや鉄などミネラルの宝庫。1の状態を多めにつくっておくと、卵焼きに加えたり、冷や奴にかけたり、サラダにトッピングするなど毎日のおかずに手軽に取り入れられます。

「そのほかの栄養」の食べ方のコツ

今まで紹介した現代人の脳に不足しがちな栄養素だけでなく、トータルとして、次のような栄養が脳（心）には必要です。

・脳（心）に必要な栄養素

３大栄養素…タンパク質　脂質　糖質（ブドウ糖）

ビタミン……ビタミンB_1　ナイアシン（ビタミンB_3）　ビタミンB_6
　　　　　　ビタミンB_{12}　葉酸　ビタミンC

ミネラル……鉄　カルシウム　マグネシウム　亜鉛　銅

そこで、脂質、ビタミンC、そのほかのミネラル類についても、とくに、脳（心）の働きに関係する食べ方のコツをまとめてみました（銅は含まれていませんが、紹介する食材を食べることで十分に補うことができます)。

頭の回転を速くする
脂質

肉や魚、卵、ナッツ類などのほか、植物油、加工食品などに脂質は含まれています。いろいろな食品を食べることで脂質をとることができますが、脳によい油と悪い油があります。悪い油はできるだけ避けて、良質の油をとりましょう。

食べ方のコツ

①液体よりも固体からとる

油は植物油として抽出すると酸化しやすく、体内で活性酸素と呼ばれる体のサビを発生しやすくなります。活性酸素は脳の働きを鈍らせるので、脂質を含んだ食品からとって、体内で合成できるようにします。玄米やごま、ナッツ類、肉や魚、卵、乳製品を積極的に食べます。

②脳にとって悪い油は食べない

脳にいい油、悪い油

積極的にとりたい油　なるべく避けたい油

脂肪酸の種類	飽和脂肪酸（主に動物性脂肪に含まれる）	不飽和脂肪酸			
		一価不飽和脂肪酸	多価不飽和脂肪酸		
		オレイン酸	ω-3系		ω-6系
			α-リノレイン酸	EPA/DHA	リノール酸
食物	牛脂、ラード、バター、チーズ、卵黄、肉類の脂身、洋菓子など	オリーブオイル ナッツ類	亜麻仁《あまに》油 シソ油 エゴマ油	青魚	コーン油、ベニバナ油 大豆油

食パン、菓子パン、クッキー、洋菓子、スナック菓子、ファストフードなどに使われるマーガリンやショートニングはトランス脂肪酸といって、神経伝達物質の働きを混乱させる「悪い油」です。

③飽和脂肪酸を食べすぎないようにする

肉の脂身や乳製品の脂肪分は、「飽和脂肪酸」と呼ばれ、人間の体内では「固まりやすい」という性質があります。そのため、適度にとる分にはエネルギー源となりますが、とりすぎると血流障害や中性脂肪の上昇、脂肪の蓄積など生活習慣病の原因となります。肉の脂身はカットする、しゃぶしゃぶなど脂肪を落とした調理法にする、赤身の部位を食べるなどの工夫をします。

④積極的にとりたいのは青魚の油

さんまやあじなど青魚に含まれる「不飽和脂肪酸」は、ＥＰＡとＤＨＡが豊富で、脳の働きを高める「良質の油」です。

⑤食用油や加工食品の油をとりすぎない

体内では、ω《オメガ》３系とω６系の油のバランスがとれていないと細胞の機能が落ちてしまいます。

ところが普段使用している食用油のコーン油やベニバナ油、市販のドレッシングや加工食品には「リノール酸」というω６系の油がほとんどです。さらに、麦や豆腐、肉といった食材にもリノール酸は含まれているため、自然とω６過多になっています。そこで、バランスを保つために、**ω３系の油である、魚油や、シソ油、エゴマ油などを積極的にとり入れることをおすすめします。**

ω６系を減らすためには、ドレッシングはオリーブオイルがグッドです。

含まれる食材

牛・豚のバラ肉、さんまなど青魚、まぐろ（トロ）、ナッツ類、種子類、卵、乳製品など。

働き

脂肪や脂質と聞くと、「太るから」「健康によくない」と一般に悪いイメージがあるかもしれません。しかし、細胞レベルで見ると、細胞をとり囲んでいる「膜」の部分は脂質でできており、十分な脂質に包まれていることが、細胞が正常に機能する絶対条件。偏った食事や間違ったダイエットで脂質が不足すると、細胞レベルから元気がなくなるといえます。また、性ホルモンの原料ですから、不足すると生殖機能が衰える、生理が止まるなどの弊害もあります。

脳にも脂質が欠かせません。脳の重量の50～60％は脂質で、乾燥重量としては約10％を占めます。十分な脂質があってこそ、神経伝達物質のスムーズなやりとりが可能になります。

脳の解剖をすると、その組織はプヨプヨした脂の固まりです。頭の回転の速さやひらめき度があるたとえに「やわらか頭」というフレーズがありますが、まさに脂質たっぷりのやわらかい脳であるためにも、食べ物から良質な脂をとることが必要なのです。

脂質の中でも、とくに脳（心）の働きに重要なものを挙げておきます。

学習能力を向上させる　ＥＰＡ／ＤＨＡ

食べ方のコツ

脂肪を外に逃がさないという理由で、刺身が最良。煮魚、グラタンなどもＯＫ。**高温で加熱して脂肪分を溶け出させてしまう揚げ物は適しません。**

含まれる食材

あじ、さんま、まぐろ、いわしなど青魚。

働き

青魚の脂肪で「魚油」ともいいます。体に必要な必須脂肪酸で、ＥＰＡはエイコサペンタエン酸、ＤＨＡはドコサヘキサエン酸です。

「まぐろの目を食べると頭がよくなる」と話題になったことがありますが、それはまぐろの目に多く含まれるＤＨＡの働きのおかげ。**ＤＨＡは脳細胞の情報伝達をスムーズにし、記憶力や学習能力を向上させる働きがある**からです。

血液をサラサラにし、血液中の悪玉コレステロールや中性脂肪を減らすＥＰＡと一緒にとれば、血栓や動脈硬化、脳梗塞、心筋梗塞、高血圧、高脂血症などの予防になります。

脳の細胞膜の原料　コレステロール

食べ方のコツ

食事からとるコレステロールで即、高コレステロール値にはなりません。コレステロールを含む食材はタンパク質を豊富に含み、ビタミン類をとることができます。

含まれる食材

するめ、卵（とくに卵黄）、うなぎの蒲焼《かばや》き、いか、鶏レバー、豚レバー、たらこなど。

働き

脳神経細胞は処理する情報量が桁違《けたちが》いに多いため複雑な形をしています。その細胞の膜の形と柔軟性を保つために必要なのがコレステロール。したがって、脳にはなんと全身の４分の１（25ｇ）のコレステロールが存在します。しかも、食物中のコレステロールは脳へ取り込まれないため、脳の中でブドウ糖の代謝産物から合成されているのです。だからこそブドウ糖の安定供給が必要なのです。

さらに、**抗ストレスホルモンである副腎皮質ホルモンや性ホルモンの原料でもあります。**ですから、コレステロールはストレスに強い心と体をつくるには絶対必要な脂質なのです。

記憶力を改善させる　レシチン

食べ方のコツ

物忘れが気になる人や認知症予防のためには、多めに食べるか、天然のサプリメントで補給します。

含まれる食材

卵（卵黄）、レバー、納豆、豆腐など。

働き

とくに記憶力に関係するアセチルコリンという神経伝達物質の原料となるのがレシチン。

レシチン不足はアセチルコリン不足につながり、物忘れがひどくなりかねないのです。

さらに脳細胞同士が情報を十分にやりとりできるかどうかもレシチンの存在が関係します。脳細胞同士が情報をやりとりするとき、情報は電気信号となってリレーのバトンのように伝わっていきます。情報の電気信号とは、ちょうど電線に電気が流れるようなものです。

その電線が軸索《じくさく》で、漏電しないようにカバーしている部分がミエリン鞘《しょう》という部分。ミエリン鞘の主成分もレシチンのため、レシチンが足りないとカバーがもろくなってしまいます。カバーが弱ければ漏電、つまり情報の電気信号がもれてしまって、次の脳細胞に伝わりません。これが、冷蔵庫を開けたものの、「あれっ？　何を取りにきたんだっけ？」となったときに脳内で起きている現象だと思ってください。

レシチンは肝臓で合成されて、コレステロールや中性脂肪を低下させる働きもあります。正常な脂質代謝に関わっており、脂質の働きを整えるのは脂質なのです。

疲労やストレスに強い心身をつくる

ビタミンC

食べ方のコツ

多くの動物（ネコ・ウサギ・イヌ・ヤギなど）は毎日体内でビタミンCをつくり、ストレスを受けるとさらに大量のビタミンCをつくり出すことがわかっています。ところが、人間とサルとモルモットは自分がビタミンCを合成することができません。とくにストレスの多い現代人は慢性的なビタミンC不足に陥っているといっても過言ではありません。したがって必ず食物からとらねばならず、しかも一日に何回も分けてこまめにとることが必要です。

ただし、水に溶けやすく熱に弱いため、調理の過程で50〜60％失われるといわれています。生野菜だけでとることは難しいですから、加熱調理でかさを減らして量を食べるようにします。煮るよりは炒めるほうが損失も少なく、電子レンジを使えばさらによいでしょう。

フレッシュな果物からとるのが一番簡単です。

含まれる食材

いちご、キウイフルーツ、みかん、レモン、赤ピーマン、菜の花、パセリ、ブロッコリーなど。

働き

肌の張りや美白など美容効果のイメージが高いビタミンCですが、正常な心身の機能のために、体のあらゆる場所で活躍しています。

まず、コラーゲンの合成を促して、張りのある肌、強い骨や関節、しなやかな血管、丈夫な粘膜をつくります。このときビタミンCのほか鉄も必要となるため、セットでとるのがおすすめです。

抗炎症作用があり、アレルギー症状や切り傷などの改善を促してくれます。また、白血球の働きを強化し、ビタミンC本体もウイルスを攻撃するなど免疫力アップに役立ちます。**高い抗酸化作用で、体内に発生した活性酸素を除去して細胞を老化から守ります。**最近は抗ガン作用もあることがわかってきました。

神経伝達物質の合成や抗ストレスホルモンの副腎皮質ホルモンの生成に必要になるのがビタミンC。**ストレスが多い人やタバコを吸う人は、ビタミンCを常に消費していることになります。**

ビタミンCが不足すると、これらの大事な働きが円滑に進まなくなり、肌荒《あ》れや風邪をひきやすい、胃腸が弱くなる、疲れがとれない、落ち込みやすいなど、心身の不調だらけになってしまいます。放っておけばいずれ大きな病気へとつながっていきます。

そしてストレスを受け続けると、副腎皮質ホルモンが枯渇して、副腎疲労症候群という病気になってしまいます。そうなるとビタミンCの大量投与が必要になります。

全身の機能の調整役

亜鉛

食べ方のコツ

亜鉛は吸収しにくいミネラルで、通常の日本の食事では不足しやすいミネラルです。

さらに加工食品やファストフードばかり食べる食生活や間違ったダイエットで簡単に不足してしまいます。

吸収率を上げるためには、動物性タンパク質や酢やレモンなどのクエン酸、ビタミンCを含む食材と一緒に食べること。牡蠣フライにレモンを搾って食べるのは、おいしさだけではなく、吸収率を高めるテクニックといえます。

含まれる食材

牡蠣、牛肩赤身肉、ラム肩肉、豚レバー、するめ、ほたて貝など。

働き

亜鉛は体の構成に必要な酵素の２００種類以上の働きと関係があり、亜鉛なしでは体の機能がスムーズに進まないといえます。

もちろん神経伝達物質の合成にも必要となり、脳の働きを高めて心を安定させる働きを持っています。うつっぽい症状や、記憶力の低下が見られたときは亜鉛不足が考えられます。

また、亜鉛が足りなくなると、髪が抜ける、肌荒れ、風邪をひきやすい、味覚障害などの症状も起こりやすくなります。
亜鉛は低血糖症とも関連しています。亜鉛にはインスリン分泌を調整する働きがあるので、亜鉛欠乏では、この調整がうまくいかず、血糖値が乱高下する可能性があります。

「神の手」といわれる腸の調子を整える

食物繊維

食べ方のコツ

食物繊維には、水に溶ける「水溶性食物繊維」と、水に溶けない「不溶性食物繊維」があります。食後高血糖の予防には水溶性食物繊維、便秘改善には不溶性食物繊維と種類によって働きが異なりますから、両方の食物繊維をとれるように、いろいろな食材を食べるようにします。

含まれる食材

水溶性食物繊維…わかめ、こんぶ、めかぶ、りんごなど。

不溶性食物繊維…豆類、おから、干ししいたけ、きな粉、ピーナッツ、こんにゃく、きのこ類、玄米など。

働き

ほかの栄養素のような働きはありませんが、タンパク質、糖質、脂質、ビタミン、ミネラルの5大栄養素に続く「第6の栄養素」といえるのが食物繊維です。腸の働きを活発にする、糖質の吸収をゆるやかにして食後高血糖を予防する、便通を促す、有害物質の排出を促す、腸内細菌のえさとなって腸内環境を整える……など重要な働きを持っているからです。

腸は食べ物から体に必要な栄養素を吸収し、不必要な素子を排泄し、栄養素を適正値に保つという、いわば「神の手」と呼ばれる働きをしています。さらに外敵の侵入を防ぐ腸管免疫も司っています。

腸が健康でなければ、心と体は健康になれません。心身を保つ栄養素をしっかり吸収できる腸内環境を保つこともポイントの一つとなります。

心を元気にするおやつ、疲れさせるおやつ

午後のおやつの時間が近づくと、小腹が減ったな～と感じたり、疲労感やイライラしたりして、お菓子を食べる人も多いことでしょう。

スイーツ好きの女性だけでなく、コンビニで買い物をしている男性を見ていると、菓子パンやおまんじゅう、スナック菓子を「小腹用に」と買っていく姿をよく見かけます。そんなとき、私は「それを食べたらよけいにイライラするし、疲れるだけ！　選び方が間違っていますよ」と教えてあげたくなります。

思い出してください。脳（心）のエネルギー源としてブドウ糖は欠かせませんが、糖質をとりすぎると血糖調節異常が起きて、心が不安定になります。

ここで甘いお菓子やスナック菓子をつまんでしまうと血糖値が急激に上がり、下がるときには気の遠くなりそうな眠気、頭痛、イライラ、疲労感が津波のように押し寄せることになります。

クッキーや菓子パン、チョコレート、和菓子などの甘いお菓子類だけでなく、せんべいやポテトチップスなども「心を疲れさせる間食」なのです。

ベストなおやつは、インスリンを分泌せず、かつ脳の働きを高めるタンパク質や脂質の食品です。私が患者さんや自分で実践している「小腹用」の間食は、次のとおりです。

- チーズ
- ナッツ
- 牛乳や豆乳
- 無糖ヨーグルト
- ゆで卵
- するめや小魚スナック　など。

タンパク質食品は神経伝達物質の原料となり、ブドウ糖を脳に安定供給して腹持ちもよいですから、心の安定や集中力を途切れさせないように働きます。これが「心を元気にする間食」。

飲み物も甘い缶コーヒーや清涼飲料水をやめて、無糖のコーヒーや紅茶、ミネラルウォーターをセレクトしましょう。

どうしても甘い物が食べたいときは、糖度の低いフルーツを少量。リンゴなら1日2分の1個が目安です。

コンビニで「小腹用」におやつを買うときは、お菓子コーナーには立ち入らないこと。おつまみコーナーか乳製品のコーナーへ足を運んでください。

脳の栄養が消える、本当はコワいお酒の飲み方

お酒の飲みすぎは、体だけでなく、脳の栄養面でも問題です。

意外と知られていませんが、アルコールを飲むと、体内ではアルコールを代謝するために多くの栄養素が消費されてしまうのです。

アルコールで消費されるのはナイアシン、ビタミンB_{12}、ビタミンC、葉酸。これらの栄養素は神経伝達物質の合成に必要となる栄養素です。せっかく食事に気を配っても、アル

コール代謝のためにムダ遣いされます。そこで、飲むときは次項で紹介する、失われる栄養素を補う食べ方をすることもポイントになります。

もうひとつの問題は、飲みすぎると、消化管粘膜を荒らすこと。前にも述べましたが、腸の健康は心の健康と直結しています。胃や腸の粘膜が荒れてしまえば、栄養素の吸収が悪くなります。

さらに大きな問題は、種類によっては糖質を多く含んでいることです。

日本酒やビールはとくに糖質が多く、血糖調節異常のきっかけとなる「心を疲れさせるお酒」です。

紹興酒《しょうこうしゅ》や梅酒も糖質が多く、とくに発泡酒はビールよりも多く糖質が含まれています。

おそらく麦芽《ばくが》以外の穀類を醸造に使用しているからではないでしょうか。

そして、飲んだあとは「締めのラーメン」や「お茶漬け」を食べたくなりませんか。

これは、ビールや日本酒など血糖値を上げやすいアルコールを飲んだために、低血糖症の状態になっているからです。速効性のあるエネルギーの糖質を食べたいと本能的に欲するために、つい食べてしまう「ラーメンの罠《わな》」ではないかと思っています。

そこで、アルコールは飲みすぎないようにすること、糖質を含む量が少なく血糖値を急激に上げない種類を飲むことが大切です。

最近増えてきている「糖質オフ」や「糖質ゼロ」のビールや発泡酒を選ぶことも、賢い方法です。

ちなみに、「糖質ゼロ」と表記できるのは、100㎖中の糖質が0・5g以下のものです（厚生労働省定義）。くれぐれも飲みすぎには注意しましょう。

仮に0・4gの糖質が入っていた場合、350㎖飲めば1・3gの摂取となり、これを5本飲めば6・5gの糖質量となってしまいます。つまり、量に比例して糖質を摂取しているわけです。

アルコールでまったく糖質を含まない＝血糖値を上げないのは、本格焼酎やウイスキー、ブランデーなどの蒸留酒です。

ただし、甘いジュースや果物ジュース、甘い炭酸水などで割らないこと。お湯割りや水割り、無糖の炭酸水で割ったハイボールなどがおすすめです。

甘い炭酸水で割ったものを飲みたいときは、家飲みなら糖質ゼロのサイダーやコーラなどで焼酎、ウイスキーを割って楽しむこともできます。

また、ワインでは、赤ワインが糖質が少なく、おすすめできます。

おつまみを選ぶならどっちがいい？

たとえ「糖質ゼロ」のビールを飲んでいても、ホットドッグやフライドポテトをつまみにしていては、効果がありません。

ホットドッグのパンはもちろんのこと、フランクフルトソーセージなどの練り製品には意外と糖質がたっぷり含まれているのです。おつまみの定番ともいえる「フライドポテト」は糖質が多く、しかもＧＩ値が高いじゃがいもを揚げたもの。ちなみにコロッケや揚げ春巻も糖質たっぷりです。

煮物類など、甘い味付けのものには砂糖が使われているので、気づかないうちに糖質をとってしまいます。

では、心を疲れさせないために、おつまみは何を、どう選んだらいいのでしょう。

ポイントはタンパク質をたくさん食べること。とくに肉類や魚類の動物性タンパク質には、アルコールの代謝で消費されてしまうビタミンＢ群が豊富です。アルコールの代謝を

焼き物系

塩焼き ＞ 照り焼き

焼き鳥、焼き豚、いか焼き、えび焼き、焼き魚など、タンパク質系食品が多い焼き物は、アルコール代謝に必要なビタミンＢ群も豊富。気をつけたいのは味付け。砂糖やみりんたっぷりの甘い照り焼きではなく、塩味を選ぶこと。

煮物系

ぶり大根 ＞ 肉じゃが

どちらも甘い味付けには変わりないものの、じゃがいもはさらに糖質を多く含む食材のため、血糖上昇に拍車がかかりやすくなります。ぶりはナイアシンをはじめビタミンＢ群の宝庫。甘い味がしみこんだ大根は残すなどで調整しましょう。

ごはん系

野菜たっぷりタンメン（煮卵トッピング）＞ラーメン（具なしさっぱり系）

飲んだときは、主食は食べないのが基本。「どうしても食べたい！」というときは、具だくさんのものを。ざるうどんやざるそばのような麺のみ、おにぎり、お茶漬けのようなごはんのみのメニューではビタミンＢ群はほとんど含まれていません。
たとえばラーメンの場合、野菜たっぷりラーメンに煮卵や赤身チャーシューなどをトッピング。麺は最初から半量でオーダー。具はしっかり食べて、スープは少々飲んでラーメンの味わいを満喫しながら麺はさらに半量残すのが安心です。ごはん類なら、たとえば卵とじ雑炊などごはんの量が少ない雑炊系にしてごはんをさらに少し残すか、また、牛丼や親子丼など揚げ物ではない丼メニューをチョイスし、具は全部食べてごはんは半分残しましょう。

居酒屋おつまみ、こっちがオススメ！

揚げ物系

から揚げ ＞ 串揚げ

揚げ物で注意したいのは、衣と食材の比率。サクサクパン粉たっぷりの串揚げでは、パン粉からの血糖上昇が心配です。
また、串揚げは甘いソースにつけて食べるのも気になるところ。鶏のから揚げ、砂肝のから揚げ、さばの竜田揚げなどの衣は小麦粉ですが、パン粉に比べれば少ない。気になるときは衣をはずしていただきましょう。ちなみに、居酒屋の定番揚げ物、フライドポテトやコロッケ、揚げ春巻きなどは栄養が糖質に偏りやすくご法度《はっと》です。

乾き物系

するめ、鮭とば ＞ サラミ、ビーフジャーキー

肉の加工食品は、食品添加物が多く使われているものがほとんど。天日干しの海鮮の乾き物は添加物がほとんどないか、あっても少なめなので、こちらをチョイス。ただし、みりん干しなど、しっとり甘い味付けに加工されたするめやえいひれなどは要注意。

サラダ系

海鮮サラダ ＞ 野菜スティック

ポイントは、動物性タンパク質がたっぷり入っているかどうか。野菜だけポリポリかじっているようではアルコール代謝に必要な栄養素が足りません。ビタミンB群、とくにナイアシンは、まぐろ、かつお、ぶりなど魚に多く含まれます。魚は刺身でとるのもおすすめ。その場合のサラダはローストビーフのサラダや厚揚げのサラダ、ゆで鶏のサラダなどをチョイスしてみては？

助けながら飲むことで、悪酔い・二日酔い予防にも役立ちます。サラダを食べるときも、刺身を使った海鮮サラダや豚しゃぶサラダなど、動物性タンパク質が食べられるものを選びます。野菜だけでは不足してしまうビタミンB群をしっかりとれるからです。野菜や海藻類は添えるイメージで、メインはタンパク質と考えます。居酒屋などでは、できるだけ加工されていない、素材そのものとして食べられるおつまみがベスト。刺身、焼き魚、串塩焼き、豆腐、枝豆などを注文しましょう。

くり返しますが、甘い味付けや衣たっぷりの揚げ物、じゃがいも料理は、糖質が多く含まれているので避けたほうがいいでしょう。

ここでは、みなさんが居酒屋などでよくオーダーするメニューのうち、良い例と悪い例を比較して紹介しました。

医者がすすめる賢いサプリメントのとり方、選び方

心の元気を保つためには、脳（心）に必要な栄養をとる食生活を続けることです。しか

し、仕事や生活リズムの都合で、毎日３食続けられないこともあるでしょう。

そんなときはサプリメントを上手に活用します。必要な栄養素だけれど、苦手な食材のためにとりきれないときや、不足している栄養素のため症状が強く出たときは食事のサポートとして取り入れてみましょう。クリニックで栄養療法を行う場合も、食生活の改善をベースにしながら、サプリメントの摂取を同時進行で行っています。

また、近年では第１章でも述べたように、食材に含まれる栄養素が低下しています。かといって２倍、３倍の量を食べるのは無理です。栄養素の吸収を上げる調理法に加えて、足りない分はサプリメントで補うことが必要になってきます。

サプリメントの選び方

ドラッグストアやコンビニ、通販など、今はどこでもサプリメントが買える時代です。同じ栄養素でも、**選ぶときは天然ものを選びましょう。**

形状としてはカプセルタイプに天然サプリメントが多く、薬のようにツルンとした錠剤状に成形されているタイプは、しっかり中身を確認したほうがよいでしょう。錠剤の形でも表面がざらついているもの、ツブツブした粗い粒子が見えるものは天然ものの可能性が高いようです。

また、天然のものには必ず臭いがあります。無臭のものは合成品と考えてよいでしょう。なぜ天然ものがよいのでしょうか？　栄養は基本的に食事からとるものです。たとえば牛肉を食べたとき、タンパク質や脂質、糖質、鉄、ビタミンといったいろいろな栄養素が一緒にとれます。そして消化・吸収の段階で、それらの栄養素が代謝や産生など必要な場所で働くことで心身の機能を円滑にしています。鉄をとりたいからといって、鉄そのものをとるだけでは、心身の機能はうまく回りません。そのほかの栄養素も一緒に存在することで効率よく機能できるようになっているからです。

薬に分類されるビタミン剤などは、その栄養素の成分そのものしか入っていません。心と体は多種類の栄養素が複合的に働くことが重要ですから、単体のビタミン剤の機能では不十分です。

天然もののサプリメントであれば、食材とまったく同じではありませんが、含まれる成分の複合体として体内に取り込まれて、食材に近い段階を経て代謝や産生を行うことができます。しかも食品からだけではとりきれない栄養素をピンポイントでとることができるのです。これが天然ものの優れた点です。

表示や成分についてわからないときは、販売元や製造元のホームページで確認をしたり、お客様相談室などへ問い合わせたりしてみましょう。

●吸収率を高めるとり方

サプリメントは見た目は薬のようですが、食事からとる栄養素を補助するもの。空腹時にとるとあまり吸収されないため、**食後の胃酸の分泌が活発になっているタイミングにとってください。**

もちろん食事と一緒にとってもかまいません。病気の治療中などの場合は、種類や飲み方などを主治医と相談するほうがよいでしょう。

第2章のチェックテストで、自分に足りない栄養素をおおよそ予測することができます。不調の原因となっている栄養素がわかれば、まずは3カ月間、食事内容の改善やサプリメントを食生活に取り入れてみましょう。

その後にもう一度チェックテストを行い、当てはまる項目が一つでも少なくなれば、それがよい兆候です。さらに続けて、心と体がどう変わったかを実感できれば、その変化が楽しくなってくるはずです。

さらに詳しく自分に不足している栄養素を知るためには、血液検査の数値を読み解くことが大切です。

血液検査でデータを分析すると、ジグソーパズルの抜けているピースが発見できるように、不足している栄養素がわかります。ここにピースを当てはめていくと、いずれ絵は完成し、心や体の機能が正常化するのです。

さらにおもしろいことに、**不足している栄養素を補うと、これまで高すぎた数値も下がってきて正常値に落ち着いてくることがよくあります。**代謝が正常化するからです。

本書の巻末に、自治体や会社の血液検査の数値から、セルフチェックする目安をまとめたので参考にしてください。もう少し専門的に知りたいときは、栄養療法を行っている医療機関で血液検査を受けることをおすすめします。

この検査は保険適応外なので自費となりますが、これまでの健診では気づけなかった病気のサインを発見できるため、病気の予防と将来の健康維持に役立ちます。

私は栄養療法という治療法が、今後の医療を変える起爆剤になることを期待しています。

Column

加齢臭が気になったら、栄養不足を疑って

中年期に差しかかり、加齢臭を気にする男性は多いと思います。そして妻である女性も、「うちの主人も年なのね」とワイシャツをクリーニングに出したり、消臭剤を吹きかけたりしているのではないでしょうか？

加齢臭というのは、皮膚の皮脂腺から出る脂肪酸が酸化することで、独特の「オヤジくささ」が出ると考えられています。つまり、年齢はもちろんのこと、不摂生な食生活や生活習慣の影響で体内に活性酸素が発生していることが原因なのです。

活性酸素は単に「くさい」だけの問題ではありません。細胞をさびつかせて血管障害を起こし、心筋梗塞や脳梗塞の原因となるからです。さらに、細胞の酸化により異常な細胞が生まれて、がん化する可能性も高くなるのです。

ご主人の加齢臭が気になったら、外から消臭ではなく、中から消臭作戦に出ましょう。活性酸素を除去する働きを持った、抗酸化ビタミンを含む食材を使って献立をつくればよいのです。

抗酸化ビタミンとはビタミンA、C、Eの3種類で、3つがお互いの働きをサポートしながら細胞が酸化するのを防いでくれます。3つまとめて「ビタミンエース(ACE)」と呼ばれており、一緒にとることで効果を発揮します。たとえば、ナッツ(ビタミンE)入りの緑黄色野菜(ビタミンA、C)サラダなどがおすすめ。

ちなみに加齢臭というと男性の悩みと誤解されていますが、女性にも加齢によって体臭に変化が表れます。夫婦一緒に40代になったら、ビタミンACEで抗酸化食生活を実践してください。

「夫の体臭が気になる」と避けたりせずに、健康を守る食卓を囲んで夫婦円満を目指していきましょう。

Column

何を食べるかで、強いアスリートが育つ

日々のトレーニングで強靭《きょうじん》な肉体と精神をつくり、試合での勝利をつかむために努力を重ねているアスリートたち。練習メニューやトレーニング環境、指導するスタッフのほかに、勝つために必要なものがあります。それが栄養です。

私は自他共に認めるスポーツフリークで、国立競技場、日産スタジアム、東京ドームなどにしばしば出没しています。テレビ中継ともなれば朝からソワソワ。

ところが、最近見るところといえば、試合内容より選手のボディと「目ヂカラ」です。思うように結果を出せない選手を見ると、「あれはきっと○○不足ね」と、筋肉や脂肪のつき方、顔色や肌の状態、体の動き、そして表情を

見て診断（?）してしまいます。

あるフィギュアスケート選手の怪我がなかなか治らず、ジャンプも転倒してばかりの絶不調の時期、テレビでアップになった顔を見て、私は気がつきました。

あごにはニキビ、肌は黒ずんでガサガサ。ひと目で鉄不足とわかる状態です。肌荒れも鉄やタンパク質、亜鉛やビタミンAなどの不足でコラーゲン合成や肌細胞の分化がうまくいっていない証拠ですから、当然怪我の回復も遅れてしまうのです。

それが、最近になって調子が上向きになってきました。演技中の表情を見ると、目に力があり、肌はツルツルで張りがあり、ニキビも改善。その状態は、ジャンプやスピンの動きにも表れていました。聞くところによると、スポーツ専門の管理栄養士のもとで、食生活の改善を実践したそうです。食べた物の効果が、しっかり試合の好成績へと結びついていました。

実は、女性アスリートの多くが、鉄不足に悩まされています。とくに、マラソンなどの長距離ランナー、バレーボールやバスケットボールなどの高身長の女子選手、柔道、ゴルフなどの選手にもその傾向が強いといわれています。たしかに以前、元日本代表の女子柔道選手とシンポジウムでご一緒させていただいたときも、現役時代貧血に苦しんだ話をしてくれました。最近では、Vリーグの有名女性選手の顔面一杯のニキビを見て、「危ない！」と思っていたら、その直後、怪我で戦線離脱のニュースを耳にしました。

走ったり飛んだりしたときの衝撃が足の裏に加わると、そのたびに血液中の赤血球は破壊されていきます。また、運動すると体に疲労物質の乳酸がたまり、これが赤血球を破壊させます。そして、筋肉が肥大すれば、それに多くの鉄が使われますし、汗をかけば一緒に鉄も出ていきます。とくに、気温が高い夏場は汗の量も増えますから、その分、鉄の喪失も大きいのです。

鉄だけでもこれだけの違いがあるのですから、消費カロリーが数千キロカロリーと桁《けた》違いに多いスポーツ選手の場合は、消費する栄養素も桁違い。ほかの栄養素もパフォーマンスに影響があることは疑う余地がありません。

それはボディだけでなく、メンタルの影響も大きいと考えています。フィギュアスケートなら４分30秒、サッカーなら90分集中力を保つためには、やはり脳の栄養が重要な要素となるのではないでしょうか。

ですから、スポーツの世界では、勝つためにはどんな栄養素をいつ、どれくらいとるかということも、トレーニングの一部として重視されています。

アメリカのオリンピックトレーナーの言葉を借りれば、「同じトレーニング量なら、最後の1秒、最後の1㎝の差をもたらすのは栄養である」といわれています。

同じような体格、運動量、素質を持った選手ならば、勝つためには栄養が決め手！　日本のスポーツ界も、もう少し科学的な栄養指導を行えば、オリンピックでとれる金メダルの数は確実に増えるはずと思っています。

第4章

疲れた心とからだにいいこと、驚きの新常識

昨日の常識は今日の非常識

世の中には、「○○のためには、△△が効果的！」「□□を食べると××になる！」など、魅惑的なキャッチコピーの健康情報があふれています。ひとたびブームになると連日メディアで紹介され、ある食品がスーパーマーケットから品切れになったりします。

しかし、医学は日進月歩の世界。今までの常識では「よい」とされていたことや、まさか、そんなことで？　という食べ方で病気になった人を私はたくさん診てきました。「昨日の常識は、今日の非常識」なのです。

たとえば、「健康のために野菜ばかり食べて体によいことをしているのに、なぜ具合が悪いのですか？」と不思議そうに質問をする患者さんがいました。

その理由は簡単です。ここまで読んでこられた方はもうおわかりでしょう。野菜だけでは脳（心）の働きに必要な栄養が足りなかったからです。

そこで第4章では、最新の「分子整合栄養医学」研究で明らかになった、脳（心）を強く、しなやかにするための「食べ方の新常識」をご紹介します。

①「疲れたときには甘い物」で疲労感は倍増する

「疲れると甘い物を食べたくなる」とよくいわれます。

たしかに、疲れたときにチョコレートやクッキーなどの甘い物を食べると、「あ〜、幸せ！」と疲れがいっぺんに吹き飛ぶような気がします。

その理由は、前にもふれたように、甘い物を食べると一瞬だけ脳内でハッピー・ホルモンであるセロトニンが増えるから。私たちが「疲れたら甘い物でひと休み」と習慣にしてしまうのは、セロトニンを増やす方法を感覚的にわかっているからなのです。

本来、セロトニンはアミノ酸のトリプトファンが原料ですが、甘い物（糖質）をとると、ほかのアミノ酸を押しのけて選択的にトリプトファンが脳に取り込まれ、セロトニン合成します。

しかし、これは一時しのぎのエネルギー補給にしかなりません。セロトニンの原料となるトリプトファンが随時供給されなければ、いずれ枯渇し、セロトニンが産生できなくなるからです。

したがって、もしもアミノ酸をとらずに、甘い物（糖質）だけでセロトニンを一時的に増やしていると、次第に「あ〜、幸せ！」と感じなくなります。そうなると、もっと甘い物が欲しくなりますが、持続的に働くセロトニンを合成できないため、食べても食べても満足できなくなります。

セロトニンが足りない状態が長引けば、イライラしたり怒りっぽくなったり、不安が渦巻いたり、疲労感が慢性的となり、うつ病へと進行する可能性もあります。いただきもののおまんじゅうをつまんだり、甘い缶コーヒーを飲んだりしながら仕事をしても、能率が上がらず残業が増えるだけなのです。

しかも甘い物を食べる習慣から抜けられないと、脳の働き以外にも影響を及ぼします。急激に上がった血糖値を下げるために、大量にインスリンが分泌されると、脂肪が増えるからです。この脂肪は内臓脂肪となり、後にお話しするメタボリックシンドロームの引き金になります。

仕事中や家事の合間などに「疲れたな」と感じたら、**食べるのは甘い物ではなく、セロトニンの原料となるアミノ酸です。**

一瞬ではなく、持続的に働くセロトニンをつくることがポイント。タンパク質が豊富な食品とはいえ、肉や魚を食べるわけにはいきませんから、おやつ感覚でアミノ酸をとれる食品を食べます。

それはチーズ、ナッツ、小魚スナック、牛乳や豆乳、無糖ヨーグルト、おつまみのするめもおすすめです。ゆっくり噛まないと食べられませんから、だ液がたくさん出て空腹感を満たしてくれます。実は**咀嚼《そしゃく》を15〜20分行うと、セロトニンが分泌されます**から一石二鳥といえます。

疲れて甘い物を食べてよいのは、肉体労働をするときです。デスクワークなどがメインで、脳が疲れているときはセロトニンの原料補給が必要ですが、肉体疲労を回復するには、素早くエネルギーに変わる糖質のほうが有効だからです。

大工《だいく》さんがおやつに甘い物を食べても、体を動かすためのエネルギー源としてすぐに消費されてしまうので不調が表れることはありません。トレッキングや山登り、ウォーキングやジョギングのエネルギー補給に飴《あめ》やチョコレートを口に入れるのもＯＫです。

②「脳に糖分補給」はいらない

「脳のエネルギー源は砂糖しかない」と誤解し、頭を使ったあとの「糖分補給」を心がけている人が多いようです。

たしかに、脳の正常な機能を保つためには、ブドウ糖が必要です。それは脳内でいろいろな物質を合成するときに、脳内にブドウ糖がなければできないからです。そのために常に一定量のブドウ糖が必要で、その量は多すぎても少なすぎてもよくありません。つまり「安定供給」が必要なのです。

精製された白砂糖や、それらを使った食品やお菓子類、清涼飲料水は、あっという間に吸収される糖質ですから血糖調節異常が起き、前にもお話しした血糖値が上がったり下がったりする低血糖症となります。そうすると、血糖を上げようとするアドレナリンやノルアドレナリンが過剰分泌し、これを緩和するためにセロトニンが使われて、ますますセロトニン不足になってしまいます。甘い物を食べて疲れがとれると思ったのに、脳にブドウ糖が供給されないは、セロトニンは足りないはで、気がついたらいくら食べても疲れがとれないという悪循環にはまってしまうのです。要するに、ブドウ糖が「安定供給」されないからです。

本当に脳のためにとりたい糖質は豆類や乳製品、野菜などに含まれるものと、未精製の穀類に含まれる糖質です。

ポイントはこれらの食品に含まれる糖質が、ゆっくりブドウ糖として利用されるということ。この「ゆっくり」が大切で、「継続的なブドウ糖の安定供給」となります。

甘味料を使うときは白砂糖をやめて、天然甘味料（オリゴ糖、ラカンカエキスが原料のもの）や人工甘味料を使いましょう。

私たちの生活は、精製された糖質（精白米やパンなど）やスイーツ、スナック菓子、清涼飲料水などの加工品など、糖質が満ちあふれています。おいしいから、手軽に食べられるからと何げなく口に運んでいますが、知らないことで脳（心）の健康を脅かしています。

私は間違った食べ方で病気になった患者さんをたくさん目の前で見てきました。その結果、砂糖を使わなくなりました。煮物にはラカンカエキスを使います。以前はよく食べていた甘い物も一切、口にしなくなりました。それでもほかの食材から糖質をとり、脳に必要なブドウ糖は安定供給できていますから、忙しい毎日でも元気に過ごせます。

③「GABA入りチョコ」を食べても心は癒されない

神経伝達物質の一種のGABAには、精神を安定させたり穏やかな気分にしたりする働きがあります。その効果を狙って「GABA入りチョコ」など、心の疲れによさそうな商品がありますが、GABAを食べても、そのまま脳内には入りません。

脳内に必要な神経伝達物質は、必要な分だけ脳で合成される仕組みになっていますから、食べ物からとった成分がそのまま脳に入ってしまったら、脳は大混乱に陥ってしまいます。

脳は全身の司令塔ですから、よけいな物や有害な物が入ってこないように厳重なブロックシステムが備わっています。

それが「血液脳関門《のうかんもん》」で、血管を流れてきた物質は脳内に入る前に、関所を通らなければなりません。血液脳関門を通れるのは、糖質から分解されたブドウ糖、アミノ酸、脂質、脂溶性のホルモンなど、ごく一部に限られています。

つまり、GABAは血液脳関門を通過できないため、せっかく食べても門前払いをくらうというわけです。

おそらく、チョコレートに含まれるアナンダミンという依存性の高い物質が、脳内の麻薬受容体に結びついて快感ホルモンのドーパミンを出すので、一時的にハッピーな気分になっているだけではないかと思われます。ちなみにアナンダミンは、サンスクリット語で「天上の喜び」という意味です。くれぐれもチョコレート依存にならないようご注意を!!

では、どうすればGABAを増やすことができるのでしょうか？　それはGABAの原料となるタンパク質を食べること。GABAは、タンパク質が分解されてできるアミノ酸のL‐グルタミンから脳内で合成されているからです。

困ったことに、脳に影響を与えるにもかかわらず、血液脳関門を通過できてしまう有害物質があります。

それはアルコールと覚せい剤。脂溶性のために入ってしまうのです。いずれも依存性のある物質、チョコレート同様ご注意を!!

④ 折れない心は、心の持ち方ではなく、タンパク質でつくられる

私たちの体はタンパク質がベースになっていますが、心もタンパク質でできています。

心は脳の神経伝達物質が情報をやりとりすることで起きる電気信号によるもの。スムーズに情報伝達が起きるからこそ、「うれしい！」「楽しい！」「さあ、やるぞ！」といった気持ちになれるのです。

ストレスがあっても、忙しくても、「まあ、なんとかなるさ」と前向きに考えられるようになるには、神経伝達物質が正常に働くことです。

「もうダメだ〜」と考えやすい習慣は、そう考えてしまう神経回路があるからで、新しい神経伝達物質を増やしたり、神経栄養因子を増やして新しい回路つくることによって別の考え方へと転換できます。

そのためには、神経伝達物質や神経栄養因子の原料となるタンパク質をとることが大切です。十分なタンパク質がなければ、心身の基礎を強固なものにはできません。セメントの量が足りないからといって、薄めたセメントでビルを建てるようなもの。そんなビルでは、弱い地震でも亀裂が入ったり、倒壊したりする危険がありますが、心と体もタンパク質が足りなければ同じことがいえます。

うつ病で通院中のYさんは、ここ3年間、復職、再発をくり返しています。薬を自分で勝手に飲んだり、飲まなかったり、栄養療法の説明をしても実行したり、やめてしまったり。なかなか治療ベースにのってきません。しかし、ついに休職期限が切れて後がなくなってしまったＹさんは「先生の言うことは何でもききます」と覚悟を決めてきました。

「先生はいつも血液検査でタンパク質が足りない、タンパク質が足りないと言われていたので、これからはプロテインパウダーを飲んでみます。ナイアシンも飲んでみます。主食も食べません。お菓子も食べません」

　１カ月後に来院したＹさんは、体がひと回り大きくなっていました。

「僕はプロテインパウダーを１日80ｇ飲んで筋トレしました。１日80ｇ飲んだら、主食まで手が回らず、結局炭水化物は食べられませんでした。でも、すごく元気になった。うつ症状がなくなりました。もう出勤するのがイヤでなくなりました」

「実は、高校生の息子も最近『学校に行きたくない』と言って不登校気味だったので、プロテインパウダーを１日40ｇ飲ませたんです。そしたら『行きたくない』と言わなくなったんです。プロテインってすごいですね」

　ホラ！　折れない心の素はタンパク質なのです。

⑤ 肉抜きダイエットは、心もスカスカにする

「ダイエットのために肉と油は控える」という人は多いようです。ところが、肉抜き・油抜きダイエットをしていると、うつ病になるリスクが上昇します。

むしろ太るのは、ごはんやパン、お菓子などに含まれる精製された糖質。吸収されやすい糖質はインスリンの過剰分泌を招きますが、インスリンは肥満ホルモンとも呼ばれ、脂肪が増えて太る原因となります。しかも糖質のとりすぎは、心を不安定にしますから、何もよいことはありません。

タンパク質は体の基本であり、心をつくる神経伝達物質の原料。タンパク質がなければ、心はスカスカ、ボロボロになってしまいます。

もちろん極端な油カットもダメ。とりすぎた脂質や体によくない油は余分な脂肪になったり、心身の機能に影響を与えたりしますが、良質の油は一つ一つの細胞を守る大切な膜（細胞膜）をつくるからです。

細胞が油の膜に包まれていれば、神経伝達物質のやりとりなどがスムーズに進むことが

わかっています。**油をカットすれば頭の回転が悪くなり、物忘れしやすい、記憶力が低下など、ただの年のせいではすまされない症状が起きるでしょう。**

「肉の代わりに豆腐や納豆を食べているから大丈夫」と思っていたら大きな間違い。植物性タンパク質はプロテインスコアが低く、必須アミノ酸が網羅されていないからです。とくに、タンパク質合成の開始アミノ酸であるメチオニンが少ないのです。ということは、植物性タンパク質だけではタンパク質合成が十分できないのです。

だからこそ、タンパク質を食べるときは、植物性だけに偏らずに動物性からも食べるようにして、バランスよくアミノ酸をとることが心と体の元気には必要なのです。

ミス・ユニバースジャパン公式栄養コンサルタントのエリカ・アンギャルさんは、著書『世界一の美女になるダイエット』（幻冬舎）で、肉や魚、良質の油を適正量とることが美しさをつくると書いています。

タンパク質をしっかり食べていると、お肌がプリプリ、すべすべになります。反対にタンパク質を避けていると、カサカサのやつれた肌になってしまいます。タンパク質は、みずみずしい肌をつくる素ですから、当然、美女になれるといえます。

ところで美肌のために食べたい食品として、コラーゲンが女性たちの間であがめられていますが、実は、**コラーゲンを食べても肌はプリプリにはなりません。**

コラーゲンはいくつかのアミノ酸がペプタイドの鎖でつながった、長い紐《ひも》状の形をしています。食べ物からコラーゲンをとっても、すぐには吸収されず体内で消化されて鎖がちぎれ、アミノ酸にまで分解されてやっと吸収されるのです。そこにたどり着くために時間がかかりますから、吸収されずに排泄されるコラーゲンもあるわけです。

さらに、それから肌細胞として再生するためには、分解されたアミノ酸と鉄とビタミンCが働くことでコラーゲンが合成されるという仕組みで進みます。つまり、コラーゲンを食べたところで、肌のコラーゲンがそのまま増えるわけではないのです。

美肌を目指すなら、タンパク質を食べてビタミンやミネラルもバランスよくとること。体の中から栄養を満たすことが、外側を輝かせてくれるのです。それをエリカさんはよく知っているのです。

そしてエリカさんは、世界一の美女になるには外見の美しさだけでなく、心の美しさも必要であり、その素はタンパク質と油にあることを熟知していたと思います。

⑥ 野菜だけ食べて健康なのは草食動物のみ

「一日３５０ｇの野菜を食べましょう」。野菜不足になりがちな現代人の食生活にとって、野菜を食べることとイコール、健康に気を配っているという認識があります。

「ベジタリアン」と聞くと健康そうです。たしかに野菜はビタミンやミネラルを含む大事な食材ですが、野菜さえ食べていればいいわけではありません。

私が出演しているテレビ番組で、あるドクター（！）がこんな発言をしました。

「牛は肉を食べなくても生きているんだから、人間だって肉を食べなくても生きていける。だから肉なんか食べる必要はない！」

科学者を目指す私としては、こういう発言をするドクター（！）とは議論したくありません。

牛など草食動物が草だけ食べているのに健康を維持できるのは、胃腸の中に微生物が棲《す》んでいて、植物性食物を分解してそこから栄養素をつくり出してくれるからです。

この微生物は植物の細胞壁に含まれるセルロースを分解してブドウ糖をつくったり、アミノ酸を合成してタンパク質をつくったりします。さらに消化管の一部に発酵タンクがあり、細胞壁成分を発酵して短鎖脂肪酸をつくり、これをエネルギー源としているのです。ですから、キリンやシマウマはたくましい体つきをしており、肉食動物に襲われても素早く逃げることができるのです。

しかしヒトの胃腸にはアミノ酸を合成してくれる微生物はいませんから、野菜ばかり食べていてはタンパク質不足に陥り、皮膚も骨も筋肉も血管も弱々しくなってしまいます。脳内では神経伝達物質をつくることができず、やる気も元気も出なくなるでしょう。ヒトは草食動物ではなく、雑食動物です。野菜だけでなく肉や魚などもバランスよく食べて、タンパク質としてアミノ酸を食べないと機能しない体なのです。

しかしながら、野菜から食物繊維をとることのメリットは十分あります。食物繊維は腸内細菌のえさとなり、腸内環境を整えてくれます。腸内環境と脳（心）の働きには密接な関係があり、「腸は第二の脳」と呼ばれているほどです。

腸の動きは自律神経がコントロールしているため、ストレスを強く感じると腸の動きに影響を与えて便秘や下痢になってしまいます。

なぜなら、自律神経は脳の視床下部という部分がコントロールしており、ストレスとい

脳と腸の関係

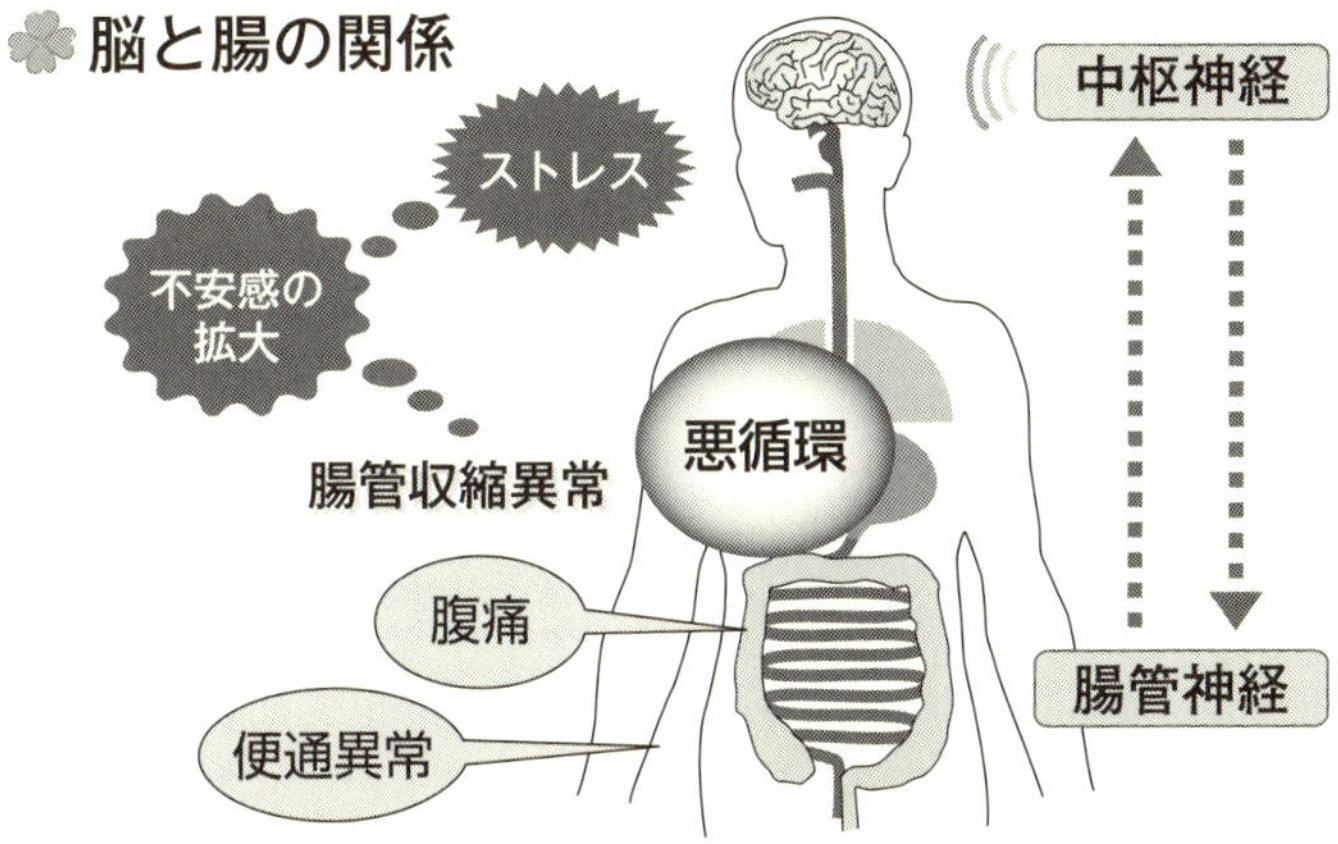

脳と腸はお互いに刺激しあう「脳腸相関」という関係にあります。脳（心）が穏やかになれば、腸も穏やかになります。逆に腸が穏やかになれば、心も穏やかになります。

う刺激が視床下部から脊髄《せきずい》を通って腸に伝わり、おなかの調子が悪くなるからです。また、おなかの具合が悪いときは、集中力が低下したり元気が出なかったりします。

それは腸の感覚神経の「調子が悪い」という情報が脊髄を通って脳に届き、情動を司っている大脳辺縁系《へんえんけい》に働きかけて「気分が悪い」という感覚となって自覚しているからです。これが「脳腸相関」というメカニズムで、腸の変化は心にダイレクトに表れるのです。

腸内環境が悪いままでは、いつも心がすっきりしない、落ち込みやすいなど心の健康が左右されることになります。

野菜から食物繊維をとって、心を健《すこ》やかにする腸内環境をキープしてください。「腸は心の鏡」なのです。

⑦ダイエットには「カロリー制限」より「糖質制限」を

レストランでメニューを見ながら、どっちを食べるか悩んだときは、カロリー値の低いほうを選びませんか？

普通の生活をしている成人であれば、1日1800kcal～2200kcal前後が目安（性別、生活・労働環境によって異なる）ですから、4000kcal、5000kcalととっていれば肥満になり、病気の引き金を引いてしまうことは間違いありません。

しかし、数字にばかり気を取られて、栄養の中身を見ていないことのほうが、実は大きな問題です。栄養は「量より質」なのです。

たとえば、うどんと混ぜごはんのセットと、ハンバーグ定食を比べたとき、脳に必要な栄養を含んでいるのはどちらでしょうか？

答えは動物性タンパク質や鉄などをとれるハンバーグ定食。うどんと混ぜごはんでは、糖質×糖質のメニューですから、神経伝達物質の原料を補うことができません。

このメニューを食べると、午後に強い眠気や集中力の低下を招き、低血糖症を起こします。また、タンパク質が足りないため、セロトニン不足となって、うつ病へと進む可能性が強くなります。

カロリーを気にする人は、肉や油を敵対視して、なるべく食べないようにしていますが、そんなことをしてもカロリーは減りません。

タンパク質と糖質は１g→４kcalで同じですが、ステーキ肉を２００gはなかなか食べきれないものです。

ところが、ごはん２００gはペロリと食べられてしまいます。また、脂質は１g→９kcalで、カロリーの高い食品です。とはいえ、食用油やバター、肉の脂などはたくさん食べられるものではありません。では、何から脂質を食べてしまうかといえば、菓子パン、スナック菓子などに含まれる悪い油を糖質と一緒にたっぷりとっているのです。

お昼は手軽にすませようと思って、おにぎりを2個だけ食べ、午後はおせんべいやドーナツを食べながら仕事をする。食べていないようでも糖質や悪い油でカロリーオーバー、しかも脳に必要なタンパク質と良質の油はとれていないという最悪の食事を続けているのです。

カロリーを落としたいなら、糖質を減らしましょう。簡単に量を食べられてしまう糖質を減らせば、結果的にカロリー減ができます。

しかも、ごはん（精白米）やお菓子類などの糖質は消化・吸収が早いため、すぐおなかがすいて口寂しくなります。

一方、タンパク質は満腹感が続く「腹持ちのよい」食べ物。ダイエットが続かなくて、リバウンドをくり返しているのなら、「タンパク質＞糖質」の食生活に切り替えてみてください。

食事量やカロリーを減らす自己流ダイエットで、「食べられなくてイライラしてばかり」「思うように成果も出ない」と悩み、あげくの果てに栄養不足でうつ病になっているのなら、ごはんや麺類、お菓子類を食べないかわりに、肉や魚、大豆食品、チーズ、牛乳、豆乳、無糖ヨーグルトなどタンパク質をしっかり食べてください。

満腹感が長持ちするため、食べられない苦しさや、がまんするプレッシャーがなく、楽しくダイエットができます。ダイエット中のイライラは、低血糖や神経伝達物質の原料不足が原因ですから、高タンパク・低糖質ならつらいダイエットとは無縁なのです。

食べる食品を賢くセレクトする知識があれば、心をやせ細らせることなく、健康的なボディを手に入れることができます。ダイエットを成功させたいなら、肉食になりましょう。

⑧「理想の食事バランス（ＰＦＣバランス）」で糖尿病になる

「ＰＦＣバランス」という言葉を聞いたことはありませんか。

プロテイン（Protein タンパク質）、ファット（Fat 脂質）、カーボ（Carbohydrate 糖質）の頭文字をとって、３大栄養素のバランスをいいます。

厚生労働省が推奨する「理想のＰＦＣバランス」はＰ15％：Ｆ25％：Ｃ60％で、主食である糖質をメインに献立を組み立てることをすすめています。

多くの人は、この食事バランスであれば健康と思いがちですが、現実は異なります。

第1章で紹介したパニック障害の患者さんのＰＦＣバランスを見てみましょう。

高橋由貴子さん（症例2）の治療前のＰＦＣバランスはＰ14％：Ｆ30％：Ｃ56％で、やや脂質は多いですが、ほぼ理想的な食事ができています。

しかし、その内容は間食を多く食べ、糖質たっぷりのドリンクを飲む習慣で、精製された糖質をとりすぎていました。総カロリーも一日３０１８kcalで、40代の女性にすれば１０

PFCバランスの新常識

パニック障害の改善例（症例２　高橋さん）

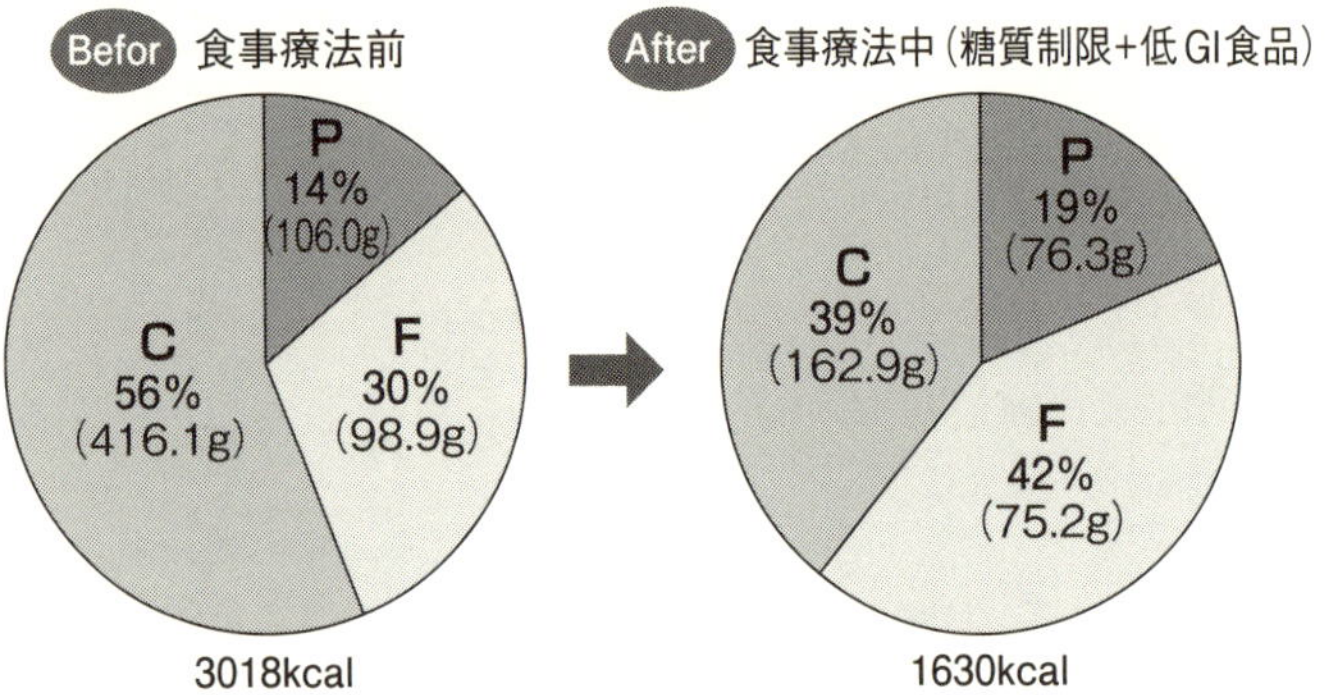

食事療法前のＰＦＣバランスは厚生労働省が推奨するＰＦＣバランスに近い。糖質（C）を減らしてタンパク質（P）を増やすＰＦＣバランスに変えることによって症状は改善したことがわかる。

００kcal近くオーバーしています。

しかも長年、パニック障害とうつ病の症状に悩まされており、薬が手放せない状態。パニック障害の背後には低血糖症があり、低血糖症は放っておけば糖尿病になる可能性大です。食事バランスがよいはずなのに、心も体も病んでしまったのです。

ここに興味深いデータがあります。

日本における疫学調査の基本データともいえる成果を上げている「久山町《ひさやままち》研究」にて、１９６０年代に脳卒中の予防・改善に減塩食が効果的という研究報告がありました。

その後、１９８８年に住民の健康診断を行ったところ、予想以上に糖尿病が急増していることがわかり、改善するために研究を始めました。

九州大学医学部のグループは、糖尿病治療のガイドラインに沿って、P20%：F20%：C60%の食事療法と運動療法を住民に徹底指導し、糖尿病の増加を防ごうとしたのです。

ところが14年後の調査では、糖尿病は減るどころか増加していたのです。つまり、国が奨励する**糖質60%、タンパク質15%の食事法では、糖尿病は治るどころか増えてしまう**という衝撃的な結果が導き出されたのです。もともと指導される前の久山町の住民の多くが、あまりごはんを食べない習慣でした。

とくに夕食は焼酎を飲みながら肉や魚などのつまみを食べるだけという人が多かったそうです。しかし調査のためにガイドラインに沿って、ごはんやパンなどの糖質を60%とった結果がこれです。

タンパク質や脂質は糖尿病の原因ではありませんでした。いちばんの影響は、インスリンの過剰分泌を起こす、精製された糖質のとりすぎだったのです。

日本の栄養摂取の統計によると、脂質は減っているにもかかわらず、糖尿病患者の増加は止まりません。今や予備軍を含めると、２２００万人が糖代謝異常です。その理由は糖質をとりすぎているからにほかなりません。実際、日本人の糖質摂取量は増えているのです。

ここで「昔の日本人もごはんを多く食べていたし、むしろ肉や魚は食べることができなかったはず。それでも昔のほうが糖尿病は多くなかったのだから、欧米型の食生活が原因なのでは？」と疑問に思う方もいるでしょう。欧米型の食生活は糖尿病の増加とは関係ありません。注意したいのは、どんな糖質を食べているかです。

それこそ昔の日本人の食生活は、肉や魚が食卓にのぼることはほとんどありませんでした。しかし糖質の栄養成分の中身がまるで違うのです。今は精米技術が発達し、真っ白な精白米が食べられます。

昔は玄米や五分づき米などしか食べられませんから、吸収はゆるやかで、しかも精米でそぎ落とされなかったアミノ酸や不飽和脂肪酸、ビタミンやミネラルをとることができました。また、自動車や電車など交通機関が整っていない時代ですから、移動はすべて徒歩という有酸素運動。家事や労働（とくに農業など）は機械に頼ることなく人力ですから、かなりの運動量になったでしょう。

つまり、インスリン分泌が少なく、糖質が有効にエネルギー産生に使われたのです。これなら糖尿病のリスクはほとんどありません。ごはんが問題なのではなく、加工食品を含めて精製された糖質を食べる食生活に変わったことが問題といえます。欧米型の食生活はむしろ糖質をさほど食べていないのです。

実際、アメリカの研究データを見ても、脂肪摂取率は低下しても糖尿病は増加しており、低脂肪ダイエットをしても心臓・血管病のリスクは軽減されていません。

そしてさらに怖いことに糖尿病にはうつ病が合併しやすいという統計データも、最近では注目を集めています。ここでも糖質過剰は心と体によくないことが証明されています。

⑨〝和風〟ハンバーグはヘルシーじゃない

約550kcalのさっぱり味の和風ハンバーグと、約700kcalのチーズがのったイタリアンハンバーグ。和風ハンバーグのほうが体によさそうに思えますが、和風という言葉にだまされてはいけません。

和風ドレッシングやポン酢など、味はさっぱりしていますが、砂糖がたくさん入っています。照り焼きハンバーグも砂糖がたくさん使われており、あのおいしそうな「照り」は砂糖が姿を変えたものなのです。肉料理でなおかつヘルシーなメニューを選んだつもりが、糖質のとりすぎとなってしまったのです。

コーヒーの砂糖やお菓子の砂糖などの糖質は意識すれば減らせますが、意外と気づかずに食べてしまうのが、料理に使われている砂糖（糖質）です。

市販の和風ドレッシングや、めんつゆ、鍋《なべ》のつゆ、焼き肉のたれ、しゃぶしゃぶのたれなどは危険な食べ物です。和風のもの、和食なら健康的だと思って食べていると、知らず知らずに肥満が進み、血糖調節異常も起きてしまいます。

なぜ正月太りをしてしまうか、食べ物から分析すると非常にわかりやすくなります。

正月休みはおせちやお雑煮《ぞうに》を食べて、お屠蘇《とそ》を飲んで、家でゴロゴロ過ごしているのだから、太るのは当たり前だと思っていませんか。普段の生活よりも運動不足になることも無関係ではありませんが、それよりも食事から砂糖を食べていることに気づいてください。

おせち料理のお煮しめ、栗きんとん、田作り、黒豆などは保存の役目も兼ねて、砂糖がふんだんに使われています。

お餅はもち米ですから糖質の固まりです。しかも、つくことでボリュームが圧縮されており、カロリーはお餅1個でごはん1～2杯分に相当します。ついつい食べていると、かなりの糖質を胃袋に収めていることになるのです。これが正月太りになるメカニズム。和食なら大丈夫という認識は間違っています。

イタリア在住の私の友人は、仕事の関係で年に数カ月ほど日本に帰ってきますが、彼女いわく、

「日本に１カ月いると体重が２kg増えるんだけど、イタリアに帰ると２週間で戻る」

イタリア料理というと油っぽいイメージですが、料理に砂糖はほとんど使われていません。パスタもＧＩ値は低め、オリーブオイルをかけたサラダを食べれば、インスリン分泌も少なくてすみます。したがって太りません。

糖質過多の弊害は、これまでくり返しお話ししているように、血糖調節異常から低血糖症のリスクが高まります。

しかも、とりすぎた糖質を代謝するために、ビタミンＢ群が大量に消費されます。ビタミンＢ群は、神経伝達物質の合成を助ける重要なビタミン。脳の働きに二重苦を背負わせることになるのです。

脳（心）の健康を考えたら、断然タンパク質が豊富なイタリアンハンバーグです。チーズからはタンパク質とカルシウムもとれますから、脳が喜ぶこと間違いなし！　タンパク質を食べるという意味では、焼き肉や焼き鳥もおすすめです。

網で焼きますから、余分な脂を落とすこともできます。ただ一つ知っておきたいのが、焼き肉や焼き鳥のたれには砂糖が使われているということ。焼き肉や焼き鳥は塩とレモン、塩と柚子《ゆず》こしょうなどの組み合わせでいただくようにしましょう。私は「焼き鳥は塩」と決めています。

⑩〝ノンオイル〟ドレッシングは実は体に悪い

「普通のドレッシングよりノンオイルドレッシングのほうがヘルシー」と思っていませんか。健康のためにとノンオイルドレッシングを使っていると、糖質のとりすぎで脳（心）が疲れてしまいます。

食品のうまみは、油と糖分です。赤身よりカルビがおいしいのは、肉汁しみ出る脂肪のおかげ。ドレッシングの油をカットするなら、糖分でうまみを加えるしかないからです。

前の項目で、和風ハンバーグはヘルシーではなく不健康であると説明しましたが、ノンオイルドレッシングも同類です。

ノンオイル和風ドレッシング大さじ1杯分に含まれる糖質は2・4g。フレンチドレッシングは大さじ1杯分で0・9gの糖質しか含みませんから、心と体のためにはフレンチドレッシングがよいといえます。

ちなみにコレステロールのリスクと関係があるかのようなマヨネーズですが、大さじ1杯分に含まれる糖質は0・6g。後述するように、コレステロール値は、コレステロールが多い食品を食べても上がりません。血糖調節異常を起こさず、脳（心）を元気にしたいのなら、マヨネーズは食べてもよい食品なのです。

ドレッシングを選ぶときは商品の成分表示を確認して砂糖、ブドウ糖果糖エキス、麦芽糖などが入っていないもの、使われていても少量のものにしましょう。成分表示は含まれる量が多い順に並んでいますから、後ろのほうに書いてあれば使用量が少ないということ。ドレッシングに限らず、菓子パンやドリンク類、加工食品などは購入時にチェックすることをおすすめします。

いっそのこと市販のドレッシングはやめて、サラダにはオリーブオイル（しかもエクストラヴァージンオイル）をたっぷりかけて、あとは塩やレモンで味付けするだけのシンプルな食べ方のほうがよほどおいしくてヘルシー。

ちなみに脂肪分をカットした低脂肪乳も避けたい食品です。乳脂肪が牛乳の甘みやコクになっていますが、それをカットした分、加えているのは砂糖や脱脂粉乳、クリームなどです。

糖質の量も200gあたり牛乳が9・6gに対し、低脂肪乳は11・0g。牛乳は手軽にタンパク質とカルシウムが摂取できるおすすめの食品なのですから、低脂肪乳ではなく、牛乳・生乳100%を選んでください。

⑪「ケーキやシュークリームより和菓子なら平気」の非常識

コンビニで買い物をしている人を観察していると、お菓子類を買う人がとてもたくさんいます。最近のスイーツブームで、女性だけでなく、男性でもプリンやまんじゅうなど甘い物が好きな人は増えています。

そこで「甘い物が食べたいけれど、太るからケーキより、どら焼きにしよう」などと、和菓子を選ぶ人を見かけますが、カロリーや脂肪分が低いほうがいいというのは間違いです。

ケーキのスポンジ部分は小麦粉、生クリームの砂糖や脂肪分は、たしかに脳（心）の働きに悪影響を与えます。和菓子だって、その点では負けていません。あんこやだんごのたれにはたっぷり砂糖が使われていますし、おまんじゅうの皮の主な原料は小麦粉、だんごの粉はうるち米やもち米が原料ですから、中も外も糖質だらけといえます。

砂糖を使っていない、しょっぱいおせんべいならOK？　と甘いことを考えてもダメです。お餅が米を凝縮したものなら、おせんべいもおかきも同じく米＝糖質の固まり。せっかくタンパク質中心のランチを食べても、おやつにパリパリとおせんべいをかじってしまえば、お茶碗１杯分くらいのごはんを口に入れるのと同じことになってしまいます。

洋菓子も和菓子も糖質いっぱいで、食べているときは幸せな気分にひたれますが、その後、調子が悪くなることは明らかです。甘くなくても同じ。洋菓子であれ、和菓子であれ、たまに食べる分には仕方ありませんが、体は太ってしまい、見えないけれど心はやせていきます。

⑫ 会議の眠気ざましに缶コーヒーは逆効果

ランチから戻ってきて、１～２時間たつと強い眠気に襲われて、つい居眠り……。これは決して消化のために胃に血液が集中して、脳の血流が悪くなるからではありません。

また、もともと人間は午後1〜3時に眠くなるような生体リズムを持っているという説もありますが、それだけで、いつも眠くなるわけではありません。ランチに吸収が早い糖質（精白米やうどん、ラーメンなど）を食べたせいで低血糖症が起きているのです。

急激に血糖値が上がったため、血糖値を下げようとしてインスリンを大量に分泌し、血糖値がガクンと下がるときに呼応して穴に吸い込まれるようにガクンと眠気に襲われるのです（33ページの図参照）。

そんなとき、眠気覚ましに缶コーヒーを飲もうものなら、大変なことが起こります。ほとんどの缶コーヒーには甘味料として砂糖が入っていますから、一瞬で血糖値が上がり、カフェインで眠気が飛んでも、すぐにインスリンが分泌してまた血糖値が下がり、再び眠くなるという悪循環に陥ってしまうのです。

食後に眠くならないようにするためには、昼食ではごはんや麺類など糖質を食べずに、おかずだけ食べるようにします。そうすると血糖値のアップダウンがありませんから、眠気は出てきません。

どうしてもごはん系を食べたいときは、先にサラダや海藻の酢の物など食物繊維の多いものを食べてからごはんを食べます。そしてすぐにビタミンB群のサプリメントを飲みます。ビタミンB群が糖質の代謝を促して、眠気予防に役立ちます。

⑬コレステロールを食べても、血中コレステロールは上がらない

健康診断を受けて、コレステロールが高いと要注意マークがつき、コマーシャルでは連日「動脈硬化の予防にコレステロールを下げましょう」と唱え、私の出演したテレビの健康番組でも、

「コレステロールの高い人は、コレステロールを多く含んだ食品、とくに卵は避けましょう」

と栄養士さんが解説しています。

本当に、コレステロールの高い食品を食べると、コレステロールは上がり、即動脈硬化につながるのでしょうか？

実は、食事由来のコレステロールは、総コレステロールの5分の1程度で、残りの5分の4は、主に肝臓で合成されているのです。さらに、食事由来のコレステロールが増えたら、肝臓は合成するコレステロールの量を減らして、常に一定になるように調整している

ません。

さらに、総コレステロールの高いことが動脈硬化や心筋梗塞、脳卒中を引き起こす元になるという説も最近では否定されつつあります。

その一つが、コレステロール値が220㎎／dℓ以上だった5万人を6年間追跡調査したJ－LIT地域対照追跡調査（2000年）で、コレステロール値が200～220㎎／dℓの人より、180㎎／dℓ未満の人のほうが死亡率が2・5倍、ガンの発症も2・6倍多かったというものです。

もうひとつ、大阪府八尾市の住民1万人を11年間にわたり追跡調査した結果、男女合わせて総コレステロール値が240～280㎎／dℓまでの人が一番死亡率が低かったというのです。

さすがに学会でもこういった事実を無視できず、健康診断の項目から総コレステロールを外し、悪玉コレステロールと呼ばれるLDLコレステロールが140㎎／dℓを超えた場合、要注意とすることにしたのです。

しかしこれも正確ではなく、実際には活性酸素によって酸化したLDLコレステロールが血管壁に付着して、動脈硬化を引き起こしているのです。

ＬＤＬコレステロールが酸化しやすくなる条件の一つは、糖質の過剰摂取です。

卵を多量に食べてコレステロールが上がったというデータは、ウサギの実験データを根拠にしたものです。ウサギは草食動物ですから、もともと卵など食べません。草食動物と雑食動物である人間の代謝回路はまったく違うものなのに、いったん定説となってしまうと、それを覆すのはなかなか難しく、医者であってもそれを信じ込んでしまうのです。

卵は一日10個食べても総コレステロールは上がらないというデータもあるくらいです。プロテインスコア１００の優良食品である卵は一日１個は必ず食べてほしいと思います。（ただし、家族性高コレステロール血症の場合は、この限りでないので主治医にご相談ください）。

14 コレステロールを下げると、かえってうつ病になる

私の患者さんで、長くうつ病でほかの医療機関にかかっている方が来られました。例によって食事のチェックをすると、なんと13年間、卵を食べていないというのです。

「コレステロールが高かったので医者に止められました。それでもコレステロールは下がらなかったので今、薬を飲んでいます」

彼女の総コレステロールは158㎎／dℓで、総タンパクは6・5g／dℓ。どちらも低すぎる値です。

低コレステロールとうつ病との関連を示したデータは、海外では数多く発表されており、日本でも、産業医科大学精神医学講座の寺尾氏が「低コレステロール血症はメンタルヘルスを阻害する」という論文を発表しています。この論文の中で寺尾氏は、数々の疫学データを照らし合わせ、「概ね総コレステロール値が150㎎／dℓを下回ると抑うつ状態や自殺企図との関連が認められる」と結論づけ、その理由として「コレステロール値が低いと脳内セロトニン受容体の機能が低下し、セロトニン神経伝達が低下する」と述べ、最後に「メンタルヘルスを維持するには150㎎／dℓを下回る低コレステロール血症は是正したほうが良い」と結んでいます。

私のクリニックのうつ病患者のケースも、総コレステロールでは160㎎／dℓ以下の数値を示していることが多いのです。

コレステロールは、抗ストレスホルモンの副腎皮質ホルモンや性ホルモンの原料でもあります。性ホルモンは脳機能とも関係し、エストロゲンは第1章で説明したセロトニン、ドーパミン、ノルアドレナリンなどの機能を高める働きがあります。

更年期になってエストロゲンが少なくなってくると、抑うつ症状や不安感、焦燥感、全身倦怠《けんたい》、易《い》疲労感（疲れやすいこと）、不眠などの症状が出てくるのはそのためです。

男性ホルモンはもともと抗うつ作用がありますから、コレステロールが少なくなって性ホルモンがつくられなくなってくると、当然男性も女性もうつ症状が出やすくなってくるのです。

また、コレステロールは前述したように、細胞膜の機能を担う重要な働きがあります。たとえば、細胞膜にはタンパク質でできた受容体があり、細胞にとって必要な多くの物質はこの受容体にくっついて細胞の中に運ばれます。

ところが、この受容体はただ存在するだけでは物質をキャッチできません。移動しなければキャッチできないのです。東京ドームの真ん中でボーッと立っていてもフライはキャッチできないのと同じで、ボールの飛んでくる場所まで走っていかなければなりません。この受容体が移動する性質を「細胞膜の流動性」といい、この働きをコントロールしているのがコレステロールをはじめとした脂質なのです。

つまり、野球をやっているとき、フライになったボールめがけて突進し、スライディングキャッチする元気の素は、コレステロールにあるのだと思ってください。

⑮「糖質オフ」は21世紀の常識である

発泡酒や日本酒、ハム、ベーコン、ヨーグルト、コーヒー、パン……など、最近は「糖質オフ」をうたった商品が増えています。

コマーシャルなどを見ていると、なぜ糖質オフがよいのか詳しく説明はしていないようです。それは商品の効果効能をうたうには、さまざまな規制があるからですが、「なんとなくよさそう」ではもったいない！　ぜひ本書をきっかけに、なぜ糖質オフが心と体におすすめなのか知ってほしいと思います。

糖質は心身の重要なエネルギー源ですが、とりすぎて余った糖質は中性脂肪となり、内臓脂肪として蓄積され、いわゆるメタボリックシンドロームの原因となります。

メタボリックシンドロームは、糖質の過剰摂取により、インスリンが大量に分泌し、内臓脂肪が蓄積することによって起こる病気です。インスリンは、脂肪を蓄える働きがあるため、別名「肥満ホルモン」と呼ばれています。

内臓脂肪からは、血圧を上昇させるホルモン、インスリンの働きを悪くするホルモン、血液を固まりやすくするホルモンなどの悪玉ホルモンが出てきて、これが高血圧、高脂血症、高血糖、糖尿病、心筋梗塞や脳梗塞の引き金となるのです。

そして、これまでお話ししてきたように、糖質の過剰摂取は低血糖症を起こし、心を不安定にし、うつ病やパニック障害へと発展していくのです。

今やメタボリックシンドローム人口は、該当者で１０７０万人。予備軍９４０万人も合わせると、２０１０万人にも上ります。40～74歳で見れば、男性の２人に１人、女性の５人に１人がメタボリックシンドロームです。

さらに、今やうつ病人口は、６００万人といわれており、日本の全人口の５％に相当します。年間の自殺者数はここ10年間、３万人を下ることがありません。

いかに糖質の過剰摂取が心身の健康を脅かすかが、もうおわかりでしょう。

この心身の影響を解決する手段の一つが、糖質オフの商品です。

お酒を飲みたいけれど、ビールを我慢するのはつらいという方は、糖質オフの発泡酒を選べばＯＫ。手軽に食べられるハムやベーコンを朝食に使いたい人は、糖質オフのハム・

ベーコンを、チョコレートに目がない人も糖質オフで、エリスリトールで甘みをつけたチョコレートならOK。

世の中にあふれ返っている糖質を少しでも少なくし、インスリン分泌を抑えて病気の発症を防ぐことが21世紀の食品業界には求められます。

そして、我々消費者にも食品成分の表示をよく点検し、なるべく糖質の入っていない食品を選ぶ賢さが必要です。

⑯「検査の数値は低いほうがいい」の大間違い

健康診断では血液データの基準値の幅が意外に広く、高いと病気の可能性ありと診断されます。

たとえば肝機能の検査項目の「GOT（AST）」と「GPT（ALT）」は、それぞれ10～40U／ℓ、5～40U／ℓの範囲であれば基準値とされます。

どちらも体内のアミノ酸の代謝に必要な酵素の数値で、この酵素はビタミンB_6を補酵素として働きます。したがってGOT、GPTが低いということは、ビタミンB_6の欠乏を意味します。

数値がオーバーしていれば、過度の飲酒や肥満のほか、肝炎が疑われるため要注意と指導されるはずです。このような検査は高いよりは低いほうが安心してしまいますが、低いことでも調子が悪くなるのです。

「GOT（AST）」と「GPT（ALT）」は、どちらも分子整合栄養医学の考え方では、20U／ℓ以上が理想で、基準値の範囲であっても、７や10といった底辺ギリギリの数値だった場合は、おそらく心と体に何らかのサインが出ているはずです。それは第１章でお話ししたように、脳の神経伝達物質の合成にビタミンB_6が重要な働きをしているからです。

よく考えてみれば、多すぎるものばかり指摘して、足りないものを読み込まないのは、おかしくありませんか？　人間の体には必ず足りないものがあるはずで、そのために不調に陥っている場合だってあるのです。

分子整合栄養医学の考え方で血液データを読み解けば、不足している栄養素がわかり、なぜ心身に不調が表れているのか、その理由を説明することができます。さらにこのままの状態が続けば将来どんな病気になるのか、それを推測することもできます。つまり、今ある病気を知るだけでなく、病気の予防をも可能にするのです。

同じ分量の血液を採られて、片や病気を発見するだけ、もう片方は病気の発見だけでなく、不足している栄養素を見つけ、将来なりそうな病気も教えてくれる——。あなたはどちらの健診を選びますか？

上がりすぎた数値を下げるために、あれを食べてはいけない、これを食べてはいけないとマイナスの指導をされるのと、数値を正常化するために、あれを食べなさい、これを食べなさいとプラスの指導をされるのと、あなたはどちらの指導を選びますか？

エリカ・アンギャルさんも「美しくなるためには、食べなさい」と言っているではありませんか？

できそうもない生活指導をされても誰もしません。ですからメタボ健診をしても、メタボリックシンドロームも減らないし、糖尿病も減らないのです。

血液データの詳しい読み方は、巻末にわかりやすくまとめました。ぜひ自分の血液データと照らし合わせて、自分に足りない栄養素がないかチェックしてみてください。足りない栄養素は第3章を参考に、積極的に食生活に取り入れましょう。

Column

「脳トレ」前に「脳の栄養」

脳の機能を高めるために一時「脳トレーニング」がブームになり、脳トレ用のソフトがいくつも売り出されました。これは大脳生理学を応用して、脳の神経活動を刺激する方法です。たしかに一部の人たちに効果は見られました。しかし、思ったほど効果の出ない人、効果が頭打ちの人、最初からやる気も起きない人も多かったようです。またこれが実生活に役立つかどうかは不明でした。

要するに、トレーニングする脳が元気でなければ、いくら鍛えようにもうまくいかないのです。勉強しない子どもにいくら勉強しろと言ってもしないのと同じです。

まず第一に、脳の機能を整えるのは栄養です。私はこれを「大脳生化学」

に基づいた栄養療法と呼んでいます。

「大脳生化学」的アプローチが十分あったうえで「大脳生理学」的トレーニングをしたほうがより効果が期待できるであろうと考えています。

それは学級崩壊も同じと思います。授業中にフラフラと外に出て行ってしまう生徒。追いかける教師。学校に行けない生徒をなんとか登校させようと懸命になる教師。テレビで何度も放送されるテーマです。

いくら生徒を説得してもダメなのでは？　なぜって脳の栄養が足りないから。まずは生徒の家庭における食生活を考えることから始めてはどうでしょう、と提案したいです。イヤイヤ、昨今の学校給食のひどさから考えてそれも変えなくては（参考図書『変な給食』幕内秀夫著、ブックマン社）。

Column

人類の脳は「肉食」で進化した

最初の人類は、およそ700万年前アフリカに登場したサヘラントロプス・チャデンシス（猿人）といわれており、彼らは小柄で、脳容量も400～500ccほどでチンパンジーと大差ありませんでした。

その後、約400万年前に最古の人類と呼べるアウストラロピテクス（猿人）が現れました。これ以降、人類はいくつかの系統に枝分かれしましたが、私たちホモ・サピエンスを除いてすべて絶滅しました。

これは、脳容量の拡大と関係があったようです。

脳容量が格段に拡大する時期は大きく3段階に分かれていました。

1　アウストラロピテクス（猿人）↓ホモ・ハビリスへの移行期（約250

万年前〕

2　ホモ・ハビリス→ホモ・エレクトス（原人）への移行期〔約150万年前〕

3　ホモ・エレクトス（原人）→ホモ・サピエンス（新人）への移行期〔約15万年前〕

このような進化は、様々な要因がからみ合ってなされていますが、実は食生活の変化が大きく影響しています。

〔第1段階〕

ホモ・ハビリスの脳容量は、約650ccで猿人よりもやや大きくなっています。このホモ属は、主に肉食獣が食べ散らかした動物の骨を縦に割って、骨髄を食べていました。骨髄は栄養が豊富です。

火の使用はこのころからなされていたようで、骨を火であぶってから石器で砕き、ぞうきんを絞るように骨を絞り、縦に割っていたようです。人間の親指は骨髄をすくって食べるために発達したようです。

一方、草食に適応したパラントロプスという種は絶滅しました。

〔第2段階〕

ホモ・ハビリスからホモ・エレクトスに進化したとき、脳容量は950cc と飛躍的に拡大しました（ホモ・エレクトスはジャワ原人や北京《ペキン》原人がその代表です）。

これは「火の使用」と関係があります。

今までお話ししたように、脳は体重の50分の1しかないのに、全体の4分の1以上のエネルギー源を消費しています。そのほとんどはブドウ糖で、脳容量の増大と増大した脳の維持には、ブドウ糖の安定供給が必要条件です。

ところが、植物のデンプンや食物繊維からほとんどブドウ糖を摂取することはできません。しかし、火で加熱すると、デンプンの強固な結晶構造が崩れ、動物の持つ消化酵素で100％ブドウ糖に分解することが可能になります。

つまり、さつまいもを生で食べても消化しませんが、「焼きいも」にすると、きちんと消化してブドウ糖になるのです。これは火の使用が、植物からの効果的なブドウ糖摂取を可能にし、人類の急激な脳容量拡大を導いたと考えられます。

〔第3段階〕

ホモ・エレクトスからホモ・サピエンスに進化したとき、脳容量は1350ccと拡大し、現代人の1500ccにかなり近づきました。

ホモ・エレクトスは、火を使い石器を使うので、狩猟を行い、動物性食料を手に入れました。つまり、肉食をするようになったのです。

この高タンパク質の食料によって脳の発達を支えることができるようになり、大脳が急速に発達したと考えられます。

やはり、人類が数々のストレスに打ち勝って進化してきた条件のひとつが「肉食」だったわけで、我々現代人もストレスに負けないで生き延びていくためには、やはり「肉食」が必要なのだと改めて確信しました。

第5章

食事が変われば「新しい自分」に生まれ変わる

「元の自分」ではなく「新しい自分」になる

治療中に患者さんからよく聞かれる、あるフレーズがあります。

「私は元の体に戻りますか？」

そう聞かれたら、私はこう答えます。

「あなたの心と体は、病気になる前に戻るのではありませんよ。治療によって細胞が生まれ変わって、**元の自分ではなく、新しい自分に生まれ変わるのです！**」

細胞は日々入れ替わっていますが、それを速やかに行っているのは食べ物からとった栄養素の働きです。

私たちの心身は食べ物からできており、行動も感情も思考もすべて、何を食べたかで決まってきます。心身にトラブルが表れたのは、5年前、10年前に食べたものの影響が出ているということ。食べ方を変えれば新しい栄養素の働きで調子の悪い細胞を入れ替えることができますから、病気だった自分とは別の自分に変われるというわけです。

外から見れば同じ人かもしれません。でも中身はまったく違います。栄養を見直して、食べるもの、食べ方を変えるだけで、1カ月後、3カ月後、1年後と時間を経るごとに、以前と同じストレスがかかっても、落ち込んだり疲れたりすることはなくなってくるでしょう。新しい細胞によって、これまでとは別の考え方、行動パターン、思考力を持てるようになるからです。

私はこれまで、

「心の状態を変えると、脳の特定の領域に新しい遺伝子が出現したり、細胞が新生してきて免疫やホルモンの状態が変わり、さらに考え方や行動も変わって、結果的に運命が変わる」

と言ってきました。たしかにそうです。そして今、食べ方を変えて必要な栄養素をとり入れれば「心の状態」も「細胞の新生」も「免疫やホルモンの状態」も変わることがわかりました。

つまり、**食べ物を変えると、考え方が変わり、行動が変わり、結果的に運命まで変わって、あなたの人生をよい方向へと導くことができるといえるのです。**

人生まで変わったサクセス・ストーリー

ここでは、栄養療法を治療に取り入れて食を変えることで、劇的に体調がよくなり、人生まで明るく、前向きに変わった患者さんの実例をご紹介します。

◎A子さん（34歳）

症状……微熱、発汗、立ちくらみ、下痢、腹痛。会社にストレスを感じており、出社拒否症になっている。朝の通勤時、電車の中で気分が悪くなって、「毎日しんどい」と訴える。

腹痛や下痢の症状が強かったA子さんは、近所の内科を受診したところ「ストレスのせいでしょう。休めばよくなりますよ」と言われ、抗うつ薬と整腸剤を処方されました。とりあえず薬を飲めば症状は出ないけれど、会社に行きたくない気持ちは消えません。

私のクリニックを受診されて話を伺ったところ、彼女の職場にストレスの原因がちゃんとありました。A子さんは「ノーと言えない」タイプで、多くの仕事を引き受けてしまい、同僚が「手伝おうか」と気をつかってくれても、それをどう断るかと考えることがストレスになっていました。

血液検査の結果ではタンパク質と鉄の不足が判明し、すぐに食事内容の改善とサプリメントのアミノ酸とヘム鉄とビタミンB群を処方しました。飲み始めて3カ月目。まず朝の電車の中で10分立っていられるようになったと、本人が喜びながら報告してくれました。おなかの張りもなくなり、発汗もしなくなったと驚いていました。

ただ、仕事中にどうしてもイライラするということで、ナイアシンもプラスしたところ、興味深い変化が起きたのです。

あまりにも自分のところにばかり仕事が回ってくるため、とうとう上司に「仕事の配分を調整してください！」と直談判《じかだんぱん》したのです。これまで頼まれる仕事を断ることができず、山のようにたまった仕事に潰されそうだったA子さんが、自分の意見を言うことができる考え方と行動に自然と変われたのです。

「今までがまんしてきたけれど、自分の体を大事にしなくちゃと思って……」

薬や認知療法では変えることができなかったA子さんの認知は、食を変えることで次々と新しい変化を起こしていきました。エネルギー産生がどんどん加速し、仕事のやる気が高まり、たくさんのアイデアを出すようになりました。

会社に行きたくない、辞めたいと言っていたのが、なんと家でも仕事をするように！率先して仕事を進めているうちに、A子さんは「社長賞」をもらうほど有能な社員と認められました。

さらに自分が苦しんだ仕事のシステムを変えようと、社内の若手を集めて会合を持つことを決めたそうです。

「上司に頼んでも話が進まないので、自分たちで変えることにしました」

A子さんの表情はイキイキと輝き、仕事も人生も充実してきたと、ニッコリしていました。

◎B子さん（52歳）

症状……めまい、肩こり、立ちくらみ、動悸、朝起きられない、食欲不振、胃痛、吐き気、不眠、抑うつ感がとれない。

症状が多岐にわたっていたB子さんは、うつ病と自律神経失調症と診断されました。職場の人間関係にトラブルがあり、さらに更年期が重なって不調のオンパレードになっていたのです。抗うつ薬、睡眠薬、アレルギー薬、漢方薬の服用のほか、更年期の治療でホルモン療法も受けていました。しかし、ホルモン療法の効果で更年期症状は軽減されましたが、ほかの症状がとれません。私のクリニックで血液検査をしたところ、鉄不足が判明しました。

食事内容の改善と併せて、不足していた鉄をサプリメントのヘム鉄で補うことにしました。ところがホルモン療法で生理が起きるようになり、せっかくとった鉄を失ってしまうことが問題でした。そこでホルモン療法を中止し、代わりに女性ホルモンのエストロゲンの働きを補う栄養素、イソフラボンをとるように軌道修正し、更年期の症状を和らげながら、栄養療法を実践しました。

1カ月を過ぎたころから、睡眠薬なしでも眠れるようになり、気分も明るく穏やかになったとB子さんは実感できるようになりました。ただ肩こりと頭痛がつらく、夏バテ気味だったため、ビタミンB群をプラス。すると食欲が戻ってきて頭がクリアになり、物忘れもしなくなったと話してくれました。

「毎年、夏は体力が続かず、だるくて何もやる気が起きませんでした。それが今年は全然違うんです！　こんなに清々しい夏は初めて。ストレスを感じることはあるけれど、何とか乗り越えられるような気がして、クヨクヨしなくなりました」

B子さんはすべての薬を飲むのをやめて、今はサプリメントと食事の改善で健康を維持しています。必要な栄養をチャージできたからこそ、脳が本来の機能を取り戻すことができたのです。自分の力でセロトニンを増やすことができたので何とかなりそうと、自発的に認知が変わったといえます。栄養には、薬に頼らずにうつ病を克服できる可能性があるのです。

◎C郎さん（35歳）

症状……疲れやすい、やる気が出ない、背中が痛い、肩こり、下痢、過食、ときどき朝早く目が覚めて眠れなくなる。

社運をかけたプロジェクトのマネージャーC郎さんは、企画戦略、担当者の振り分け、予算管理と責任の重い役割を担うことになりました。やりがいはあるけれど常に気が抜けない強いプレッシャーを感じていました。

ある日、大切なプレゼンの最中に緊張感から倒れそうになり、必死に意識を保ちながらやっとの思いで終わらせ、それからというもの次々症状が出るようになりました。

朝なかなか起きられず、トイレに行けば下痢がおさまらず、仕事に行く元気がありません。業務は相変わらず忙しく、毎日残業が続きますが、朝早く目が覚めて眠れず、私のクリニックを受診しました。

抗うつ薬と抗不安薬を服用して一時的には改善しましたが、組織の大幅な改編や給与のダウンのため、再び下痢がはじまり、夜落ち込むことが多くなりました。

抗うつ薬を増量してみましたが、効果はなく、会社に行きたくないと訴えたため、栄養療法を試すことになりました。

血液検査により、ビタミンＢ群、なかでもナイアシンの不足が目立ちました。独身だったため、食事バランスの改善はできる範囲で実践し、まずはナイアシンをサプリメントで飲んでもらうことにしました。すると飲み始めてなんと、２日目で変化がありました。「前向きな気分になって、朝から〝さあやるぞ〟という気持ちになったのです。中学生のころの、やる気満々な感覚が戻ってきたように感じました」

そう話すC郎さんは、気持ちだけでなく、次第に下痢や不眠の症状も消えていきました。仕事は大変だけど、ストレスが多いのは当たり前と考えられるようになり、いつも診察では上司や会社の悪口ばかり言っていたのが、「会社をこんな風に変えたい、こうしたほうがもっと効率が上がるはず」と、アイデアが次から次へと湧き出るようになったのです。

その後、仕事の勉強会まで企画運営するようになったと聞いたときは、栄養だけで人がこんなに変われることに、私が驚いていました。今では勉強会の会員は百数十名を超え、本人のモチベーションが上がっただけでなく、部下のモチベーションも上がり、やり手のビジネスマンとして有望な人材へと成長したのです。

これら食事内容を変えて人生が驚くほど変わった実例は、ほんの一部にすぎません。あなたも今日から食べるものを少し見直して、足りないものを意識して口に入れるだけで、その変化が、確実に訪れるのです。

心だけじゃない！　栄養療法の4つのメリット

必要なエネルギーチャージができれば、細胞レベルから元気になれるのが栄養のすごいところです。

当然、心だけでなくボディへの効果も絶大です。アンチエイジング、スタイルアップ、病気予防と健康的なボディメイクには、体が求める食べ方を続けることが欠かせません。

・すべすべ、プルプルの素肌になる

栄養が十分整うことで、コラーゲン合成がスムーズになり、肌に張りが出てきますし、肌のターンオーバーサイクルも整うため、すべすべの肌になり、シミもできにくくなります。したがって、高い美容液を使ったり、ファンデーションを厚塗りしたりしなくても、素肌に自信が持てるようになります。

私の外来にはノーメイクで来院する40代～50代の女性がたくさんいます。40歳以上になれば当然肌はくすんでくるはずですが、ホントにノーメイク？　と思わせるほどピンクの肌をしています。しかもシワが少ない。

糖質を多くとっていると、タンパク質が変性を起こして、シワやタルミの原因になりますが、当クリニックでは糖質制限が原則。だからシワが少ないのです。

・体型が変わる

無理なダイエットをしなくても、体をつくるタンパク質や代謝を促すビタミンB群の働きで体が引き締まってきます。とくに糖質制限を行っていると、ただ細くなるだけではありません。

女性はダイエットをするとバストから落ちていきますが、タンパク質をしっかり食べているため、バストに影響が出ません。背中の脂肪が落ちたことでアンダーバストのサイズが下がり、カップサイズがワンランク大きくなった人もいます。

男性はぽっこりおなかが引っ込んで、中年体型から逆三角形のスポーツマン体型になってきます。男性もベルトの穴が1つでも2つでも縮まると本当にうれしそう。ますますはりきって栄養療法に精を出します。男性は理論派が多いので、一度自分が納得するとトコトン栄養療法にはまり、実は、女性よりも効果が早く表れる人が多いのです。それは、男性は皮下脂肪より内臓脂肪が多いので、糖質制限をしたときに女性よりやせやすいからです。

・メタボリックシンドロームの改善

糖質制限によって内臓脂肪が減り、体内の栄養素が必要量あれば、代謝サイクルが正常になります。不足していた栄養素が増えることに反比例して、高かったＬＤＬコレステロールや中性脂肪の値が正常値に近づき、逆に善玉コレステロールのＨＤＬコレステロールは上がります。

・免疫力が高まる

免疫物質はすべてタンパク質からできています。ビタミン、ミネラルは免疫物質の活性を高め、感染症にかかりにくくなります。

粘膜の免疫力も高まりますから、花粉症などのアレルギーも起こりにくくなります。実際、私のクリニックでは、今まで花粉症で必ず春には薬を飲んでいた方が、まったく薬がいらなくなるケースが増えています。

さらに活性酸素の消去が速やかに行われるので、がん細胞の発生の予防にも一役かっています。

心療内科に変革をもたらす食のパワー

心療内科の診療に栄養療法を併用すると、3つの大きなメリットがあります。

その一つが治療にかかる時間が短縮してスピードアップすることです。

症状を早く取るには薬を使います。ところが薬もタンパク質に結びついて運ばれ、体内の効いてほしい部分に届く仕組みになっています。ですから、治療をしたくても運び屋であるタンパク質がなければ、効き目が表れないのです。

そうすると、医師は量を増やしたり、別の薬に変えたりします。もちろん、一時的には効果が出ることもありますが、いずれ効かなくなってしまうこともしばしばあります。あるいは副作用が強く出て、使えなくなることもあります。そうなると治療は遅延し、病態は悪化します。

代表的な抗うつ薬にＳＳＲＩという種類があり、足りなくなったセロトニンを効率よく回して使うことで落ち込みや抑うつ感を取り除く作用があります。しかし、**これは単なる**

「リサイクル」にすぎません。**薬でセロトニンを増やしているわけではありません。**なければなしのセロトニンを使い回せば、劣化していきます。そのため、最初は効いても、だんだん効かなくなってくるのです。

ところが、体の中から毎日「新鮮な」セロトニンを合成して増やせば、リサイクルはどんどん進み、セロトニンがたくさん伝達されますから、薬がよく効き、症状が早くとれます。自分で合成するセロトニンが満杯になれば、薬を使わなくても症状は出なくなるのです。

つまり、症状に合わせて必要な薬は服用しても、少ない量ですむ、長期間飲まずにすむというメリットがあるのです。

また栄養療法を併用すると、薬の副作用も起きにくくなることもわかっています。心療内科で使用する抗うつ薬などは立ちくらみや手のふるえなど副作用が出やすく、治療のために使いたくても、思ったような効果が得られるように使えないことが多くありました。とくに女性と高齢者に副作用が出やすいのですが、鉄を十分とると、この副作用は出なくなり、治療を続けることができます。

さらに、ストレスの受け止め方、心の持ち方を変える「認知療法」や「カウンセリング」

も、脳の栄養状態が悪い人、脳のバッテリー不足の人にいくらやってもなかなか効果が上がりません。

なぜなら、心の素である神経伝達物質の流れをどう「認知」によって変えようとしても、もともとの物質がなければ変えようがないからです。マイナス感情を抑えることができても、プラス感情を増やすには元手（栄養）がいるからです。

新しい考え方をするためには、新しい神経伝達物質で以前の古いパターンから流れを変える必要があるのです。エネルギーチャージができれば流れを変える作業は意外と困難ではないのです。

2つめは、薬を増減するタイミングが明確になることです。これまで、どこまでよくなれば薬を減らしていいのか、飲むのをいつやめていいのか、その目安が非常にあいまいだったのが悩みの種でした。

もうそろそろ大丈夫かなと思って薬を減らすと、途端に悪くなることも多く、まだ治っていなかったのかと、自分の判断にがく然とすることがよくありました。

ところが、血液データから患者さんに足りない栄養素を読み解けるようになると、この数値がいくつになったら大丈夫と、予測が立つようになりました。薬の作用で脳の代謝を補っていたのが、自分の力で代謝できるようになったことが数字ではっきりわかるからです。エネルギーチャージが整ってくれれば、血液データの数字に反映されますから、患者さんはこの数値を維持するために何を食べ、どれくらいサプリメントを飲んだらいいのかがわかります。患者自身も医師も回復への道筋が明確に見えますから、治療のモチベーションが高まります。

なかなか改善しないときは「もう少し薬を増やしましょう」ではなく、「この数値がいくつになれば薬を減らせるので、がんばってしっかり食べましょう」と言えるのです。心療内科の世界ではあいまいだった「回復の兆し」が、裏付けのあるデータとともに説明できることが分子整合栄養医学の特徴であり、これが確実に医療のやり方を変えていくのです。

3つめは、病気が寛解《かんかい》（症状がほとんどなくなった状態）や表面的な治癒ではなく、代謝を変えて、本当に体の中から根本的に治っていくということです。

これまでの医療はとりあえず病気になった部分を修復しながら使っていくものでした。これは中古のテレビの映りが悪くなっても何度も修理しながら使い続けるようなものです。調子の悪いテレビを我慢して見るよりは、新しいテレビを買ったほうが気分よく見られると思いませんか?

食べ物、食べ方を変えるというのは、フレッシュな細胞、フレッシュなホルモン、フレッシュな回路をつくるということです。脳細胞だって新しい細胞の方が絶対にストレスに強いのです。

栄養療法を導入すれば、時間がかかるといわれていた心療内科の治療に変革が起こり、真にサイエンスの息吹が吹き込まれ、熟練していない医師でも治療が可能になるのです。

血液データが可能にする、本当の予防医学

ある日私のクリニックに、うつ病が発症してから5年間、休職、復職、再発をくり返してなかなか治らないDさんという患者さんが来ました。彼はとても真面目な人で、その5年間の日誌と、毎年行う健診のデータを過去10年分持ってきました。

ずっとデータを追っていったら、ＬＤＨ(乳酸脱水素酵素)の値が１６０U/ℓ前後あったものが、ある年いきなり１２０台に下がっていました。

「ここで下がっていますけど、何かありましたか？」と尋ねると、
「えーと、その年ですか？　あっ、僕その年に倒れました」

以来LDHは、120〜130U／ℓをいったりきたりで回復していません。LDHはナイアシンの指標となる酵素で、これが不足すると第1〜3章で話したように、神経伝達物質の合成も、エネルギー産生もできず、うつ病や神経症になりやすいのです。

過敏性腸症候群で治療していたEさんは、ある年突然、膠原病《こうげんびょう》関連の病気になりました。彼も真面目な人で、過去のデータをすべて自分で表にしています。それをずっと見ていくと、その前年、尿酸値が5・6㎎／dℓから4・0㎎／dℓに急激に下がっていたのがわかりました。

尿酸は体内で活性酸素を消去する働きを持っています。尿酸が少なくなれば、その働きができず、酸化ストレスが増大します。これが膠原病関連疾患の発症の誘因となったことが推測されます。

これまでの健診では、ここまで、将来発症するであろう病気の予測までは不可能でした。Aさんは、LDHが160U／ℓの時点でナイアシンを投与すれば、Bさんは、尿酸が下った時点で抗酸化アプローチ（ビタミンA、C、E）をすれば、病気にならなかったかも

しれません。

現在、うつ病は長期休職者が多いうえ、一回休んで仕事に復帰しても再発しやすいことが知られてます。

なぜ再発しやすいのか。その理由は第1章で述べたように、インプット（脳の栄養）が足りないまま社会復帰したため、アウトプット（ストレスの量）が増えて、脳のエネルギーバランスがマイナスになったからです。

インプットを増やさなければ、いつまでたってもエネルギーバランスはプラスに転ずることもなく、仕事を続けることはできないのです。むしろ、うつ病になる前に血液データからうつ病になりそうな数字を見つけて、早目に手を打っておくほうがずっと重要なのです。

これまでの予防医学は、健診によって単に異常値を見つけて、早期に病気を発見する「発見医学」でした。

しかし、心身の正常な機能に必要な栄養素が過不足なくあるかどうか血液データをチェックして、病気の前兆を見極める——。これこそが本当の「予防医学」と言えましょう。

日本の未来は食にかかっている

病気は一度なってしまうと膨大な医療費がかかります。しかし、病気になる前、つまり「未病」の段階で治療すれば、少ないコストで済みます。

ヘビースモーカーで糖尿病のＦさんは、咳がしばらく続くので胸部レントゲンを撮りました。すると、右肺に何やら怪しげな陰影が写っていたので、すぐにガンの専門医に紹介しました。専門医はレントゲン写真と胸部ＣＴを見て、99％ガンに間違いないと診断し、ＰＥＴ（陽電子放射断層撮影）という詳しい検査をオーダーしました。

ところがＰＥＴ検査で判定は白。専門医は、

「これは奇跡だ。これがガンでないということは今までありえなかった。神の助け以外の何物でもない」

と、驚愕のコメントだったそうです。

報告を聞いた私はすぐに言いました。

「それは奇跡ではありません。あなたはこの2年間ずっと抗酸化アプローチをしてきたか

らです。神様のおかげではなくて奥様のおかげです」

そうです。彼の奥様がせっせとビタミンA、C、E、タンパク質、鉄などを彼に飲ませ、糖質制限食を実行していたのです。

もし、Fさんが本当にガンになっていたら、入院、手術、抗ガン剤など膨大な医療費がかかります。糖尿病の年間治療費の平均は合併症がなくても約25万円です。透析になった場合は約500万円もかかるのです。

糖質制限食を実践して必要なサプリメントを飲んでも年間にどれくらいの費用がかかるのでしょうか？　ここでは細かい数字は出しませんが、予防のほうがずっと安くすむのです。

さらに、ガンになってしまったときの精神的ダメージはお金に換算することができないほど重大なものです。それは本人のみならず、家族をも巻き込むことになります。

病気で仕事ができなくなれば、家庭の経済的損失はもちろん、生産活動ができないことによる社会的損失も大きいのです。

すでに破綻している日本の保険医療制度を救うためにも、この学問の導入は急務と考えます。

「国民の健康は国家の資産」です。

国民が今のままの食事を続けていれば、早晩病気になり、働ける人口は少なくなり、国の経済は崩壊します。

子どもたちが今のままの食事を続けていれば、大人になったとき病気になり、国を支えることができなくなります。

一国を滅《ほろ》ぼすのには高度な武器も戦争も必要ありません。その国の食事を、人間の代謝に合わないものにしてしまえば、国民はみな病気になり、国は滅びるのです。

日本の未来を健全で豊かなものにするためには、どの側面から考えても、まず今の食事を変えて、国民の脳と身体の機能を正常化することが絶対条件なのです。

エピローグ　栄養療法と出会った医者の使命

●人生を思うがままプロデュースするお手伝い

日々病気や死と向き合っている医者が、高いモチベーションを保ちながら診療を継続していくのは容易なことではありません。そこに必要なのは「トキメキ」なのです。

分子整合栄養医学を知ってからというもの、私の人生はトキメキに満ちあふれるようになりました。

素晴らしい指導者と出会い、レクチャーを受け、それを診察室で実践し、患者さんが「おかげでよくなりました」とニコニコしながら診察室に入ってくる。その笑顔が私たち医者をトキメかせるのです。自分がしたことの結果はすべて患者さんが教えてくれます。

ですから、講義のある日は朝からワクワクしています。何らかの都合で講義に出席できないと、私の知らない、どんな話があったのだろうかと不安になります。だから、いつもこの学問から目が離せないのです。この5年間で目からウロコが何枚落ちたことでしょう。

人はみな、何らかの才能を持っています。しかし、心や体の病気のためにその才能を発揮できずに一生を終えてしまう人がなんと多いことか。これは私にとって深い悲しみであります。

才能を十分に発揮できるような心と体をつくり、その人たちが自分の人生を自分自身でプロデュースできるようにアシストしてあげること、これが医者の仕事です。

その方法論の一つを手に入れたのです。

公演が続くとすぐに熱を出して寝込んでいたのに、アミノ酸を飲み始めてからまったく風邪をひかなくなったシンガー。彼はシンガーといえどもビジュアルも重要と、糖質制限食を実践し、1週間で1・5kg体重が減ったとうれしそうに報告してくれました。

うつ病でずっと薬を飲んでいたにもかかわらず、まったく改善が見られず、どんどん仕事ができなくなっていたのに、薬を完全にやめて栄養療法に切り替えたことで、次々に番組のアイデアが沸いてきて、何本も企画が通るようになったディレクターさん。彼は男性機能も回復したとニコニコです。

開幕当初から5カ月まったくゴールができず、プライベートもうまくいかなくなっていたのに、栄養療法を理解し、実践したら1カ月後にはいきなり2ゴールをあげたプロサッカー選手。

彼らが活躍する姿を見て、私はひとり心の中で「ウフッ!」とほくそ笑むのです。

みんなガンバレ!!（心療内科で「ガンバレ」は禁句のはずだったのに、あえて私は言います。なぜなら、彼らは今よりもっとがんばれる心と体を手に入れつつあるからです）。

この学問に出会ったことは、私の医師人生の中で最大の幸福だと思っています。もし、この学問に出会えなかったら、私の人生は苦悩と葛藤の連続の中で、いずれ心と体を病み、バーンアウトしてしまったかもしれません。そういう意味では私自身も救われたのです。

●サイエンスとしての心療内科をめざして

サイエンスは真実を追求していく学問であり、そのために物質や現象を限りなく細分化していきます。分子レベルで人間の体を見たとき、そこにはまた新しい世界がありました。

全人的医療を実践するのが心療内科であるという前提がありながらもなお分子レベルにこだわることが、真にサイエンスとしての心療内科の確立につながるのだと考えます。

そして、それはすでにある病気を治すばかりではなく、「未病を治す」ことになり、日本の医療経済にも大きく貢献するものであり、この学問の導入は急務と考えます。

しかしながら、これが日本の医療のスタンダードになるには、あと20年はかかると思われます。医学教育の中に取り入れられるには、それ以上の年月が必要となるでしょう。それまで着実に実績を積み重ね、エビデンス（科学的根拠）をつくっていくことが我々には求められています。

その日まで日々研鑽《けんさん》を積み、既存の治療で見放された患者や患者予備軍を救い、多くの人が自分の人生を思うがままにプロデュースできるようお手伝いし、そして、あらゆるメディアを通して、この医療の正しさを広めていくこと、これが天が私に与えた使命ではないかと確信しつつあります。

最後に、突然「栄養、栄養」と言い出した私に最初は戸惑いながらも、私の言ったことを実行し、ついてきてくれる多くの患者さん、私の考えを理解し、サポートしてくれるひめのともみクリニック及びオフィスひめののスタッフ、私にこの学問の理論と実践を教え、稚拙《ちせつ》な質問にも丁寧に答えてくださる、分子整合栄養医学協会の金子雅俊理事長、鶴純明副理事長、内野英香理事、新宿溝口クリニックの溝口徹先生、定真理子さん、齋藤雄介さんに深く感謝の意を表します。

そして、3年以上も前から栄養療法の本を出したいと願っていた私の意図をよく理解し、この本を企画してくださった青春出版社の野島純子さん、編集に協力してくださった佐藤未知子さん、レシピをつくってくださった管理栄養士の大柳珠美先生にあらためて心からお礼申し上げます。

姫野友美

●参考図書●

『ココロとカラダを元気にする新栄養学　食べて治すうつ症状』
　指導・監修　柏崎良子、稲田浩、小川万紀子／学研Ｈ＆Ｍシリーズ
『からだに効く　栄養成分バイブル』監修　中村丁次／主婦と生活社
『35歳からの栄養セラピー　「妊娠体質」に変わる食べ方があった』
　定真理子、北野原正高／青春出版社
『「うつ」は食べ物が原因だった！』溝口徹／青春出版社
『「脳の栄養不足」が老化を早める！』溝口徹／青春出版社
『主食を抜けば糖尿病は良くなる！』江部康二 ／ 東洋経済新報社

●参考サイト●

糖質制限ドットコム　http://www.toushitsuseigen.com/
オーソモレキュラー療法研究会　http://www.orthomolecular.jp/
管理栄養士のローカーボ・キッチン　http://web.mac.com/concordia1/
NPO法人糖質制限食ネット・リボーン http://reborn.prj.cc/npo/
　e-mail:reborn@big.or.jp　tel/fax:03-3388-5428

●糖質制限食のフルコースを味わえるレストラン●

Botanica　ボタニカ
TEL:03-5413-3282　http://www.danddlondon.jp/botanica/

付録

心の〝バッテリー残量〟がわかる「血液データの読み方」

自治体の成人病検診や会社の健康診断の血液データから、あなたに足りない栄養素を予測することができます。自分の血液データを確認して栄養欠乏を診断し、第2章のチェックテストの結果と併せて、足りない栄養素を積極的にとるように心がけましょう。

より詳しい診断やアドバイスのためには、栄養療法を実践しているクリニックで血液検査を受けることをおすすめします（ひめのともみクリニックでは「サプリメントドック」として実施しています）。

※この理想値は一般的な健康診断の基準値とは異なります。分子整合栄養医学の考え方に基づいて算出されています。

※血液検査の項目は、会社や自治体によって異なります。

※栄養療法を実践しているクリニックは217ページのオーソモレキュラー療法研究会のホームページで検索できます。

項目名	分子整合栄養医学に基づいた理想値	この結果でわかること
総タンパク	7.0g/dℓ以上	心身の正常な機能には十分なタンパク質が必要である。総タンパクは血液中を流れるタンパクの量のことで、タンパク質の合成量や摂取量を反映する。一般的な健康診断の基準値の範囲内であっても、理想値よりも低い場合はタンパク質不足が疑われる。
アルブミン	4.5g/dℓ以上	肝臓で合成する最も重要なタンパク質で、栄養素や薬などを体内に運ぶ役割も持つ。肝臓のタンパク合成能力を反映。 理想値よりも低いとタンパク質とビタミンB群不足の可能性があり、むくみ、だるさなどの症状や薬の副作用が出やすい。
GOT (AST) GPT (ALT)	20〜25 U/ℓ	理想値よりも低いときはビタミンB_6欠乏が疑われる。神経伝達物質のGABAの合成がうまくできないため、落ち着きがなく興奮しやすくなる。 GOTに比べてGPTが低いほど欠乏がひどいが、隠れ脂肪肝があると高くなることがあるので読み方に注意が必要。
LD (LDH)	200 U/ℓ 以上	ナイアシンの欠乏の程度がわかる。理想値よりも低いと神経過敏になりやすく、うつ病、神経症、統合失調症の発症リスクが高まる。 アレルギーの人はナイアシン欠乏があってもこの値が高めになるため、該当する症状がある人はナイアシン欠乏を疑おう。
総コレステロール	180mg/dℓ以上	理想値よりも低いとタンパク質不足が考えられる。50歳以降なら240〜260mg/dℓが健康的。20〜40代でも180〜240mg/dℓが適正値。 コレステロールは女性ホルモンや副腎皮質ホルモンの材料となるため、低すぎるとホルモンバランスの乱れやストレス耐性の低下につながる。 また、神経の機能にも影響があり、極端な低下は強迫症状や気分の変調の原因になる。
中性脂肪	50〜100 mg/dℓ	理想値よりも低いとタンパク質不足が考えられる。中性脂肪は脂肪の量そのものではなく、リポタンパクといって脂質運搬体の量を計っている。 「低いほど肥満のリスクが少なく、血管の病気になりにくい」と安心するだけではダメ。タンパク質不足では心身の機能はギリギリの自転車操業状態といえる。

<table>
<tr><th>項目名</th><th>分子整合
栄養医学に
基づいた理想値</th><th>この結果でわかること</th></tr>
<tr><td>尿素窒素</td><td>15～20㎎/dℓ</td><td>タンパク質の代謝がうまくいっているかがわかる。理想値よりも低ければタンパク質不足である。理想値かそれより高い場合でも体のタンパクが壊れて高くなっていることがあるので、タンパク質不足を常に疑うことが必要である。</td></tr>
<tr><td>尿酸</td><td>4～6㎎/dℓ</td><td>尿酸が高いと痛風になるというのはよく知られており、低いほうが健康と思いがちだが、数値が低すぎるのは核酸不足である。
核酸はDNAやRNAなどの材料で細胞の若返りに必須。尿酸には活性酸素を除去する働きもあるので若干高め（4～6mg/dℓ前後）のほうが理想的である。理想値よりも低い場合はビタミンEやCを多く含む食品を食べたい。</td></tr>
<tr><td>MCV</td><td>95～98fℓ</td><td rowspan="2">MCVは赤血球の大きさ、MCHCは赤血球の密度を反映。理想値よりも低いと鉄不足が、MCVが理想値より大きいとビタミンB_{12}、葉酸の代謝異常が疑われる。
鉄とビタミンB_{12}、葉酸の両方が不足しているときに一見理想値になることがあるので、女性の場合は常に鉄不足を疑おう。</td></tr>
<tr><td>MCH</td><td>32% 以上</td></tr>
<tr><td>血清
フェリチン</td><td>男 120ng/mℓ以上
女 20代まで
50ng/mℓ以上
30～40代
80ng/mℓ以上
50代以上
100ng/mℓ以上</td><td>肝臓の貯蔵鉄の量がわかり、潜在性鉄欠乏になっていないかわかる。理想値よりも低いと、ほとんどの女性に不定愁訴が表れる。女性がさまざまな不調を訴える場合、鉄の投与だけでも改善するケースが多い。欧米の産婦人科では、血清フェリチンが40ng/mℓ以上ないと妊娠を許可しないほど、重要な値である。</td></tr>
<tr><td>好中球</td><td>45～50%</td><td rowspan="2">2つの数値の比が1対1なら正常だが、好中球の比率が高いと交感神経緊張があり、ストレス過多であると予測できる。血液データで好中球が高ければ、問診をする前から「日常的にストレスにさらされており、不眠・イライラや不安が強い」ことがわかる。リンパ球の数値が高いと副交感神経優位になっており、だるさや疲労感が抜けない。</td></tr>
<tr><td>リンパ球</td><td>40～45%</td></tr>
</table>

著者紹介

姫野友美（ひめの　ともみ）
心療内科医。医学博士。日本薬科大学漢方薬学科教授。静岡県生まれ。東京医科歯科大学卒業。現在、東京都品川区にあるひめのともみクリニック院長として診療を行うかたわら、テレビ東京系「主治医が見つかる診療所」、日本テレビ系「世界一受けたい授業」、TBSラジオ「生島ヒロシのおはよう一直線」などのコメンテータとしてもおなじみ。主な著書にベストセラー『女はなぜ突然怒り出すのか？』（角川書店）のほか、『「疲れがなかなかとれない」と思ったとき読む本』（青春出版社）、『恋愛ハッピー方程式』（イースト・プレス）などがある。
●連絡先：ひめのともみクリニック
電話:03-3445-0766 FAX:03-3445-0838
URL：http://himeno-clinic.com/

心《しん》療《りよう》内《ない》科《か》に行《い》く前《まえ》に食《しよく》事《じ》を変《か》えなさい

2010年7月10日　第1刷
2013年4月30日　第7刷

著　者　姫《ひめ》野《の》友《とも》美《み》
発行者　小澤源太郎

責任編集　株式会社 プライム涌光
電話　編集部　03(3203)2850

発行所　株式会社 青春出版社
東京都新宿区若松町12番1号 〒162-0056
振替番号　00190-7-98602
電話　営業部　03(3207)1916

印刷　中央精版印刷　製本　ナショナル製本

万一、落丁、乱丁がありました節は、お取りかえします。
ISBN978-4-413-03766-2 C0011

姫野友美著　好評ロングセラー

四六判

「疲れがなかなかとれない」と思ったとき読む本

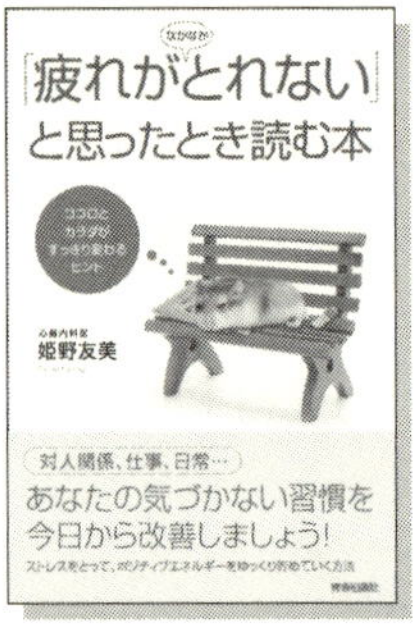

ココロとカラダが
すっきり変わるヒント

ISBN978-4-413-03536-1　1300円

文庫判

3分で心をリセットする本

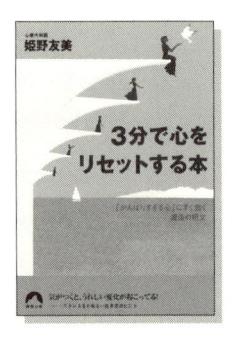

「がんばりすぎる心」に
すぐ効く魔法の呪文

ISBN978-4-413-09380-4　525円

お願い　ページわりの関係からここでは一部の既刊本しか掲載してありません。折り込みの出版案内もご参考にご覧ください。

※上記は本体価格です。（消費税が別途加算されます）
※書名コード（ISBN）は、書店へのご注文にご利用ください。書店にない場合、電話または
　Fax（書名・冊数・氏名・住所・電話番号を明記）でもご注文いただけます（代金引替宅急便）。

　商品到着時に定価＋手数料をお支払いください。

　〔直販係　電話03-3203-5121　Fax03-3207-0982〕
※青春出版社のホームページでも、オンラインで書籍をお買い求めいただけます。
　ぜひご利用ください。〔http://www.seishun.co.jp/〕